LO STILE DI VITA VEGANO 2022

RICETTE PER IL TUO BENESSERE ALLONTANANDO LE MALATTIE

PAOLA TONZI

Sommario

4

Funghi Shitake al forno con pomodorini

ingredienti

1 libbra di rape, dimezzate

2 cucchiai di olio extra vergine di oliva

1/2 libbra di funghi shitake

8 spicchi d'aglio non sbucciato

3 cucchiai di olio di sesamo

sale marino e pepe nero macinato a piacere

1/4 di libbra di pomodorini

3 cucchiai di anacardi tostati

1/4 di libbra di spinaci, affettati sottilmente

Preriscaldare il forno a 425 gradi F.

Stendere le patate in una padella

Irrorare con 2 cucchiai di olio e infornare per 15 minuti girando una volta.

Aggiungere i funghi con il gambo rivolto verso l'alto

Aggiungere gli spicchi d'aglio nella padella e cuocere fino a doratura leggera light

Condire con 1 cucchiaio di olio di sesamo e condire con sale marino e pepe nero.

Rimettere in forno e cuocere per 5 min.

Aggiungere i pomodorini nella padella.

Rimettere in forno e cuocere fino a quando i funghi non si saranno ammorbiditi, per 5 min.

Cospargere gli anacardi sopra le patate e i funghi.

Servire con gli spinaci.

Pastinaca al forno e funghi champignon con noci di macadamia

ingredienti

1 libbra di pastinache, dimezzate

2 cucchiai di olio extra vergine di oliva

1/2 libbra di funghi champignon

8 spicchi d'aglio non sbucciato

2 cucchiai di timo fresco tritato

 1 cucchiaio di olio extravergine di oliva

sale marino e pepe nero macinato a piacere

1/4 di libbra di pomodorini

3 cucchiai di noci macadamia tostate

1/4 di libbra di spinaci, affettati sottilmente

Preriscaldare il forno a 425 gradi F.

Stendere le pastinache in una padella

Condire con 2 cucchiai di olio d'oliva e cuocere per 15 minuti girando una volta.

Aggiungere i funghi con il gambo rivolto verso l'alto

Aggiungere gli spicchi d'aglio nella padella e cuocere fino a doratura leggera light

Cospargere con timo.

Condire con 1 cucchiaio di olio d'oliva e condire con sale marino e pepe nero.

Rimettere in forno e cuocere per 5 min.

Aggiungere i pomodorini nella padella.

Rimettere in forno e cuocere fino a quando i funghi non si saranno ammorbiditi, per 5 min.

Cospargere le noci di macadamia sulle patate e sui funghi.

Servire con gli spinaci.

Funghi Bottoni al Forno con Pomodorini e Pinoli

ingredienti

1 libbra di patate, dimezzate

2 cucchiai di olio extra vergine di oliva

1/2 libbra di funghi champignon

8 spicchi d'aglio non sbucciato

2 cucchiaini. cumino

1 cucchiaino. semi di annatto

½ cucchiaino. peperoncino di Cayenna

 1 cucchiaio di olio extravergine di oliva

sale marino e pepe nero macinato a piacere

1/4 di libbra di pomodorini

3 cucchiai di pinoli tostati

1/4 di libbra di spinaci, affettati sottilmente

Preriscaldare il forno a 425 gradi F.

Stendere le patate in una padella

Condire con 2 cucchiai di olio d'oliva e cuocere per 15 minuti girando una volta.

Aggiungere i funghi con il gambo rivolto verso l'alto

Aggiungere gli spicchi d'aglio nella padella e cuocere fino a doratura leggera light

Cospargere con cumino, pepe di Cayenna e semi di annatto.

Condire con 1 cucchiaio di olio d'oliva e condire con sale marino e pepe nero.

Rimettere in forno e cuocere per 5 min.

Aggiungere i pomodorini nella padella.

 Rimettere in forno e cuocere fino a quando i funghi non si saranno ammorbiditi, per 5 min.

Cospargere i pinoli sulle patate e sui funghi.

Servire con gli spinaci.

Patate Al Curry Al Forno

INGREDIENTI

1 ½ libbre di patate, sbucciate e tagliate a pezzi da 1 pollice

½ cipolla, affettata sottilmente

tazza d'acqua

½ dado vegetale, sbriciolato

1 cucchiaio. olio extravergine d'oliva

½ cucchiaino di cumino

½ cucchiaino di coriandolo macinato

½ cucchiaino di garam masala

½ cucchiaino di peperoncino piccante in polvere

Pepe nero

½ libbra di spinaci freschi, tritati grossolanamente

Metti tutti gli ingredienti in una pentola a cottura lenta tranne l'ultimo.

Completare con una manciata di spinaci e farcire la pentola a cottura lenta.

Se non riesci a inserirlo tutto in una volta, lascia cuocere prima la prima infornata e aggiungi altri spinaci.

Cuocere per 3 o 4 ore a fuoco medio finché le patate non diventano morbide.

Raschiare i lati e servire.

Spinaci e Pastinaca al Forno

INGREDIENTI

1 ½ libbre di pastinache, sbucciate e tagliate a pezzi da 1 pollice

½ cipolla rossa, affettata sottilmente

tazza d'acqua

½ dado vegetale, sbriciolato

1 cucchiaio. olio extravergine d'oliva

½ cucchiaino di cumino

½ cucchiaino di semi di annatto

½ cucchiaino di pepe di Cayenna

½ cucchiaino di peperoncino piccante in polvere

Pepe nero

½ libbra di spinaci freschi, tritati grossolanamente

Metti tutti gli ingredienti in una pentola a cottura lenta tranne l'ultimo.

Completare con una manciata di spinaci e farcire la pentola a cottura lenta.

Se non riesci a inserirlo tutto in una volta, lascia cuocere prima la prima infornata e aggiungi altri spinaci.

Cuocere per 3 o 4 ore a fuoco medio finché le patate non diventano morbide.

Raschiare i lati e servire.

Cavolo Arrosto e Patate Dolci

INGREDIENTI

1 ½ libbre di patate dolci, sbucciate e tagliate a pezzi da 1 pollice

½ cipolla, affettata sottilmente

tazza d'acqua

½ dado vegetale, sbriciolato

1 cucchiaio. olio extravergine d'oliva

½ cucchiaino di cumino

½ cucchiaino di peperoncino jalapeno, tritato

½ cucchiaino di paprika

½ cucchiaino di peperoncino piccante in polvere

Pepe nero

½ libbra di cavolo cappuccio fresco, tritato grossolanamente

Metti tutti gli ingredienti in una pentola a cottura lenta tranne l'ultimo.

Completare con una manciata di cavolo riccio e farcire con la pentola a cottura lenta.

Se non riesci a inserirlo tutto in una volta, lascia cuocere prima il primo lotto e aggiungi altro cavolo.

Cuocere per 3 o 4 ore a fuoco medio finché le patate non diventano morbide.

Raschiare i lati e servire.

Crescione e carote al forno in stile Sichuan

INGREDIENTI

1 ½ libbre di carote, pelate e tagliate a pezzi da 1 pollice

½ cipolla rossa, affettata sottilmente

tazza d'acqua

½ dado vegetale, sbriciolato

1 cucchiaio. olio di sesamo

½ cucchiaino 5 spezie cinesi in polvere

½ cucchiaino di pepe di Sichuan in grani

½ cucchiaino di peperoncino piccante in polvere

Pepe nero

½ libbra di crescione fresco, tritato grossolanamente

Metti tutti gli ingredienti in una pentola a cottura lenta tranne l'ultimo.

Completare con una manciata di crescione e farcire la pentola a cottura lenta.

Se non riesci a inserirlo tutto in una volta, lascia cuocere prima la prima infornata e aggiungi altro crescione.

Cuocere per 3 o 4 ore a fuoco medio finché le carote non diventano morbide.

Raschiare i lati e servire.

Cipolle e rape arrostite piccanti e piccanti

INGREDIENTI

1 ½ libbre di rape, sbucciate e tagliate a pezzi da 1 pollice

½ cipolla, affettata sottilmente

tazza d'acqua

½ dado vegetale, sbriciolato

1 cucchiaio. olio extravergine d'oliva

½ cucchiaino di cumino

½ cucchiaino di semi di annatto

½ cucchiaino di pepe di Cayenna

½ cucchiaino di succo di lime

Pepe nero

½ libbra di spinaci freschi, tritati grossolanamente

Metti tutti gli ingredienti in una pentola a cottura lenta tranne l'ultimo.

Completare con una manciata di spinaci e farcire la pentola a cottura lenta.

Se non riesci a inserirlo tutto in una volta, lascia cuocere prima la prima infornata e aggiungi altri spinaci.

Cuocere per 3 o 4 ore a fuoco medio finché gli ortaggi a radice non diventano morbidi.

Raschiare i lati e servire.

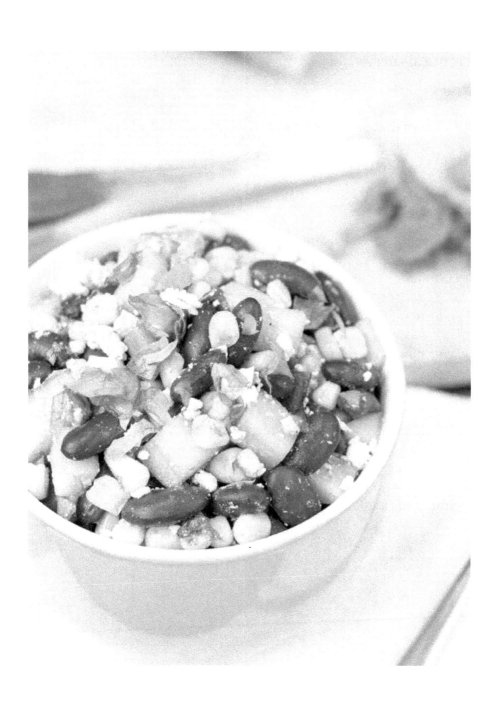

Carote al curry

INGREDIENTI

1 ½ libbre di carote, pelate e tagliate a pezzi da 1 pollice

½ cipolla, affettata sottilmente

tazza d'acqua

½ dado vegetale, sbriciolato

1 cucchiaio. olio extravergine d'oliva

½ cucchiaino di cumino

½ cucchiaino di coriandolo macinato

½ cucchiaino di garam masala

½ cucchiaino di peperoncino piccante in polvere

Pepe nero

½ libbra di cavolo cappuccio fresco, tritato grossolanamente

Metti tutti gli ingredienti in una pentola a cottura lenta tranne l'ultimo.

Completare con una manciata di cavolo riccio e farcire con la pentola a cottura lenta.

Se non riesci a inserirlo tutto in una volta, lascia cuocere prima il primo lotto e aggiungi altro cavolo.

Cuocere per 3 o 4 ore a fuoco medio fino a quando gli ortaggi a radice diventano morbidi.

Raschiare i lati e servire.

Spinaci e cipolle arrosto piccanti

INGREDIENTI

1 ½ libbre di carote, pelate e tagliate a pezzi da 1 pollice

½ cipolla, affettata sottilmente

tazza d'acqua

½ dado vegetale, sbriciolato

1 cucchiaio. olio extravergine d'oliva

½ cucchiaino di cumino

½ cucchiaino di semi di annatto

½ cucchiaino di pepe di Cayenna

½ cucchiaino di succo di lime

Pepe nero

½ libbra di spinaci freschi, tritati grossolanamente

Metti tutti gli ingredienti in una pentola a cottura lenta tranne l'ultimo.

Completare con una manciata di spinaci e farcire la pentola a cottura lenta.

Se non riesci a inserirlo tutto in una volta, lascia cuocere prima la prima infornata e aggiungi altri spinaci.

Cuocere per 3 o 4 ore a fuoco medio fino a quando gli ortaggi a radice diventano morbidi.

Raschiare i lati e servire.

Patate Dolci Arrosto E Spinaci

INGREDIENTI

1 ½ libbre di patate dolci, sbucciate e tagliate a pezzi da 1 pollice

½ cipolla, affettata sottilmente

tazza d'acqua

½ dado vegetale, sbriciolato

2 cucchiai. burro vegano o margarina

½ cucchiaino di erbe di Provenza

½ cucchiaino di timo

½ cucchiaino di peperoncino piccante in polvere

Pepe nero

½ libbra di spinaci freschi, tritati grossolanamente

Metti tutti gli ingredienti in una pentola a cottura lenta tranne l'ultimo.

Completare con una manciata di spinaci e farcire la pentola a cottura lenta.

Se non riesci a inserirlo tutto in una volta, lascia cuocere prima la prima infornata e aggiungi altri spinaci.

Cuocere per 3 o 4 ore a fuoco medio finché le patate non diventano morbide.

Raschiare i lati e servire.

Rape Arrosto Cipolle e Spinaci

INGREDIENTI

1 ½ libbre di rape, sbucciate e tagliate a pezzi da 1 pollice

½ cipolla, affettata sottilmente

tazza d'acqua

½ dado vegetale, sbriciolato

1 cucchiaio. olio extravergine d'oliva

2 cucchiaini. aglio, tritato

½ cucchiaino di succo di lime

½ cucchiaino di peperoncino piccante in polvere

Pepe nero

½ libbra di spinaci freschi, tritati grossolanamente

Metti tutti gli ingredienti in una pentola a cottura lenta tranne l'ultimo.

Completare con una manciata di spinaci e farcire la pentola a cottura lenta.

Se non riesci a inserirlo tutto in una volta, lascia cuocere prima la prima infornata e aggiungi altri spinaci.

Cuocere per 3 o 4 ore a fuoco medio finché le rape non diventano morbide.

Raschiare i lati e servire.

Crescione e Carote al Burro Vegani Arrostiti

INGREDIENTI

1 ½ libbre di carote, pelate e tagliate a pezzi da 1 pollice

½ cipolla, affettata sottilmente

tazza d'acqua

½ dado vegetale, sbriciolato

1 cucchiaio. burro/margarina vegan

1 cucchiaino di aglio, tritato

½ cucchiaino di succo di limone

Pepe nero

½ libbra di crescione fresco, tritato grossolanamente

Metti tutti gli ingredienti in una pentola a cottura lenta tranne l'ultimo.

Completare con una manciata di crescione e farcire la pentola a cottura lenta.

Se non riesci a inserirlo tutto in una volta, lascia cuocere prima la prima infornata e aggiungi altro crescione.

Cuocere per 3 o 4 ore a fuoco medio finché le carote non diventano morbide.

Raschiare i lati e servire.

Broccoli e Spinaci al Forno

INGREDIENTI

1 ½ libbre di cimette di broccoli

½ cipolla, affettata sottilmente

tazza d'acqua

½ dado vegetale, sbriciolato

1 cucchiaio. olio extravergine d'oliva

½ cucchiaino di cumino

½ cucchiaino di peperoncino piccante in polvere

Pepe nero

½ libbra di spinaci freschi, tritati grossolanamente

Metti tutti gli ingredienti in una pentola a cottura lenta tranne l'ultimo.

Completare con una manciata di spinaci e farcire la pentola a cottura lenta.

Se non riesci a inserirlo tutto in una volta, lascia cuocere prima la prima infornata e aggiungi altri spinaci.

Cuocere per 3 o 4 ore a fuoco medio finché i broccoli non diventano morbidi.

Raschiare i lati e servire.

Cavolfiore e cipolla arrosto affumicato

INGREDIENTI

1 ½ libbre di cavolfiore, sbucciato e tagliato a pezzi da 1 pollice

½ cipolla rossa, affettata sottilmente

tazza d'acqua

½ dado vegetale, sbriciolato

1 cucchiaio. olio extravergine d'oliva

½ cucchiaino di cumino

½ cucchiaino di peperoncino piccante in polvere

Pepe nero

½ libbra di spinaci freschi, tritati grossolanamente

Metti tutti gli ingredienti in una pentola a cottura lenta tranne l'ultimo.

Completare con una manciata di spinaci e farcire la pentola a cottura lenta.

Se non riesci a inserirlo tutto in una volta, lascia cuocere prima la prima infornata e aggiungi altri spinaci.

Cuocere per 3 o 4 ore a fuoco medio finché le patate non diventano morbide.

Raschiare i lati e servire.

Barbabietole Italiane Arrosto e Kale

INGREDIENTI

1 ½ libbre di barbabietole, sbucciate e tagliate a pezzi da 1 pollice

½ cipolla rossa, affettata sottilmente

tazza d'acqua

½ dado vegetale, sbriciolato

1 cucchiaio. olio extravergine d'oliva

½ cucchiaino di condimento italiano

Pepe nero

½ libbra di cavolo cappuccio fresco, tritato grossolanamente

Metti tutti gli ingredienti in una pentola a cottura lenta tranne l'ultimo.

Completare con una manciata di cavolo riccio e farcire con la pentola a cottura lenta.

Se non riesci a inserirlo tutto in una volta, lascia cuocere prima il primo lotto e aggiungi altro cavolo.

Cuocere per 3 o 4 ore a fuoco medio finché le barbabietole non diventano morbide.

Raschiare i lati e servire.

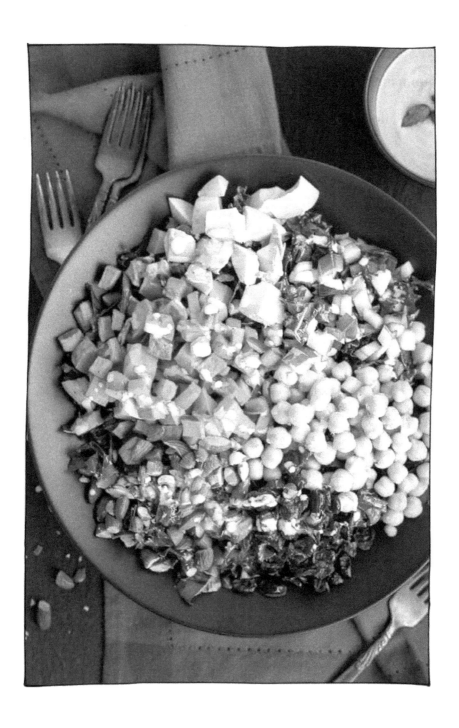

Crescione e patate al forno

INGREDIENTI

1 ½ libbre di patate, sbucciate e tagliate a pezzi da 1 pollice

½ cipolla, affettata sottilmente

tazza d'acqua

½ dado vegetale, sbriciolato

1 cucchiaio. olio d'oliva

½ cucchiaino di zenzero tritato

2 rametti di citronella

½ cucchiaino di cipolle verdi, tritate

½ cucchiaino di peperoncino piccante in polvere

Pepe nero

½ libbra di crescione, tritato grossolanamente

Metti tutti gli ingredienti in una pentola a cottura lenta tranne l'ultimo.

Completare con una manciata di crescione e farcire la pentola a cottura lenta.

Se non riesci a inserirlo tutto in una volta, lascia cuocere prima la prima infornata e aggiungi altro crescione.

Cuocere per 3 o 4 ore a fuoco medio finché le patate non diventano morbide.

Raschiare i lati e servire.

Spinaci Arrosto Con Olive

INGREDIENTI

1 ½ libbre di patate, sbucciate e tagliate a pezzi da 1 pollice

½ olive verdi, affettate sottilmente

tazza d'acqua

½ dado vegetale, sbriciolato

1 cucchiaio. olio extravergine d'oliva

½ cucchiaino di cumino

½ cucchiaino di peperoncino piccante in polvere

Pepe nero

½ libbra di spinaci freschi, tritati grossolanamente

Metti tutti gli ingredienti in una pentola a cottura lenta tranne l'ultimo.

Completare con una manciata di spinaci e farcire la pentola a cottura lenta.

Se non riesci a inserirlo tutto in una volta, lascia cuocere prima la prima infornata e aggiungi altri spinaci.

Cuocere per 3 o 4 ore a fuoco medio finché le patate non diventano morbide.

Raschiare i lati e servire.

Spinaci Arrosto Con Peperoni Jalapeno

INGREDIENTI

1 ½ libbre di cimette di broccoli

½ cipolla, affettata sottilmente

tazza d'acqua

½ dado vegetale, sbriciolato

1 cucchiaio. olio extravergine d'oliva

½ cucchiaino di cumino

8 peperoni jalapeno, tritati finemente

1 peperoncino ancho

½ cucchiaino di peperoncino piccante in polvere

Pepe nero

½ libbra di spinaci freschi, tritati grossolanamente

Metti tutti gli ingredienti in una pentola a cottura lenta tranne l'ultimo.

Completare con una manciata di spinaci e farcire la pentola a cottura lenta.

Se non riesci a inserirlo tutto in una volta, lascia cuocere prima la prima infornata e aggiungi altri spinaci.

Cuocere per 3 o 4 ore a fuoco medio finché i broccoli non diventano morbidi.

Raschiare i lati e servire.

Spinaci Arrosto Al Curry

INGREDIENTI

1 ½ libbre di patate, sbucciate e tagliate a pezzi da 1 pollice

½ cipolla, affettata sottilmente

tazza d'acqua

½ dado vegetale, sbriciolato

1 cucchiaio. olio extravergine d'oliva

½ cucchiaino di cumino

½ cucchiaino di coriandolo macinato

½ cucchiaino di garam masala

½ cucchiaino di peperoncino piccante in polvere

Pepe nero

½ libbra di spinaci freschi, tritati grossolanamente

Metti tutti gli ingredienti in una pentola a cottura lenta tranne l'ultimo.

Completare con una manciata di spinaci e farcire la pentola a cottura lenta.

Se non riesci a inserirlo tutto in una volta, lascia cuocere prima la prima infornata e aggiungi altri spinaci.

Cuocere per 3 o 4 ore a fuoco medio finché le patate non diventano morbide.

Raschiare i lati e servire.

Germogli di fagioli tailandesi piccanti al forno

INGREDIENTI

1 ½ libbre di cimette di cavolfiore, sbollentate (immerse in acqua bollente e poi immerse in acqua ghiacciata)

½ tazza di germogli di soia, sciacquati

½ tazza d'acqua

½ dado vegetale, sbriciolato

1 cucchiaio. olio di sesamo

½ cucchiaino di pasta di peperoncino tailandese

½ cucchiaino di salsa piccante Sriracha

½ cucchiaino di peperoncino piccante in polvere

2 peperoncini tailandesi per uccelli, tritati

Pepe nero

½ libbra di spinaci freschi, tritati grossolanamente

Metti tutti gli ingredienti in una pentola a cottura lenta tranne l'ultimo.

Completare con una manciata di spinaci e farcire la pentola a cottura lenta.

Se non riesci a inserirlo tutto in una volta, lascia cuocere prima la prima infornata e aggiungi altri spinaci.

Cuocere per 3 o 4 ore a fuoco medio finché le patate non diventano morbide.

Raschiare i lati e servire.

Spinaci e rape piccanti del Sichuan

INGREDIENTI

1 ½ libbre di rape, sbucciate e tagliate a pezzi da 1 pollice

½ cipolla, affettata sottilmente

tazza d'acqua

½ dado vegetale, sbriciolato

1 cucchiaio. olio di sesamo

½ cucchiaino di pasta di peperoncino all'aglio

½ cucchiaino di pepe di Sichuan in grani

1 stella di anice

2 peperoncini tailandesi per uccelli, tritati

Pepe nero

½ libbra di spinaci freschi, tritati grossolanamente

Metti tutti gli ingredienti in una pentola a cottura lenta tranne l'ultimo.

Completare con una manciata di spinaci e farcire la pentola a cottura lenta.

Se non riesci a inserirlo tutto in una volta, lascia cuocere prima la prima infornata e aggiungi altri spinaci.

Cuocere per 3 o 4 ore a fuoco medio finché le rape non diventano morbide.

Raschiare i lati e servire.

Crescione tailandese Carote e Cipolle

INGREDIENTI

1 ½ libbre di carote, pelate e tagliate a pezzi da 1 pollice

½ cipolla, affettata sottilmente

tazza d'acqua

½ dado vegetale, sbriciolato

1 cucchiaio. olio extravergine d'oliva

1 cucchiaio. olio di sesamo

½ cucchiaino di pasta di peperoncino tailandese

½ cucchiaino di salsa piccante Sriracha

½ cucchiaino di peperoncino piccante in polvere

2 peperoncini tailandesi per uccelli, tritati

Pepe nero

½ libbra di crescione, tritato grossolanamente

Metti tutti gli ingredienti in una pentola a cottura lenta tranne l'ultimo.

Completare con una manciata di crescione e farcire la pentola a cottura lenta.

Se non riesci a inserirlo tutto in una volta, lascia cuocere prima la prima infornata e aggiungi altro crescione.

Cuocere per 3 o 4 ore a fuoco medio finché le carote non diventano morbide.

Raschiare i lati e servire.

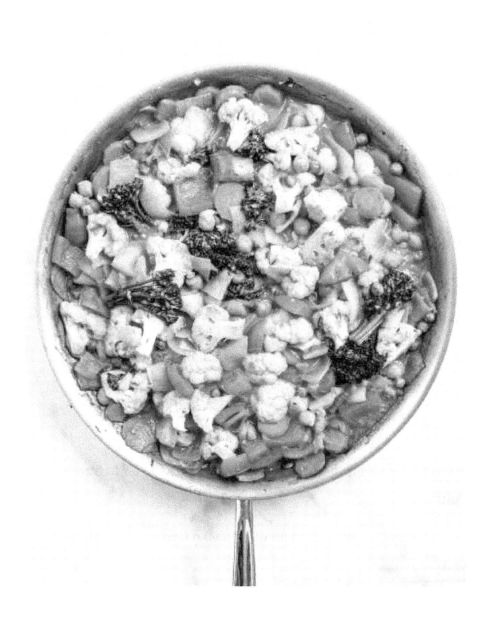

Yam arrosto e patate dolci

INGREDIENTI

½ libbra di igname viola, sbucciato e tagliato a pezzi da 1 pollice

1 libbra di patate dolci, sbucciate e tagliate a pezzi da 1 pollice

½ cipolla, affettata sottilmente

tazza d'acqua

½ dado vegetale, sbriciolato

1 cucchiaio. olio extravergine d'oliva

Pepe nero

½ libbra di spinaci freschi, tritati grossolanamente

Metti tutti gli ingredienti in una pentola a cottura lenta tranne l'ultimo.

Completare con una manciata di spinaci e farcire la pentola a cottura lenta.

Se non riesci a inserirlo tutto in una volta, lascia cuocere prima la prima infornata e aggiungi altri spinaci.

Cuocere per 3 o 4 ore a fuoco medio finché le patate non diventano morbide.

Raschiare i lati e servire.

Igname Bianco Al Forno E Patate

INGREDIENTI

½ libbre di patate, sbucciate e tagliate a pezzi da 1 pollice

½ libbre di igname bianco, sbucciato e tagliato a pezzi da 1 pollice

½ libbre di carote, sbucciate e tagliate a pezzi da 1 pollice

½ cipolla rossa, affettata sottilmente

tazza d'acqua

½ dado vegetale, sbriciolato

1 cucchiaio. olio extravergine d'oliva

½ cucchiaino di cumino

½ cucchiaino di coriandolo macinato

½ cucchiaino di garam masala

½ cucchiaino di pepe di Cayenna

Pepe nero

½ libbra di spinaci freschi, tritati grossolanamente

Metti tutti gli ingredienti in una pentola a cottura lenta tranne l'ultimo.

Completare con una manciata di spinaci e farcire la pentola a cottura lenta.

Se non riesci a inserirlo tutto in una volta, lascia cuocere prima la prima infornata e aggiungi altri spinaci.

Cuocere per 3 o 4 ore a fuoco medio finché le patate non diventano morbide.

Raschiare i lati e servire.

Pastinaca e Rape Ungheresi

INGREDIENTI

½ libbra di rape, sbucciate e tagliate a pezzi da 1 pollice

½ libbra di carote, sbucciate e tagliate a pezzi da 1 pollice

½ libbra di pastinaca, sbucciata e tagliata a pezzi da 1 pollice

½ cipolla rossa, affettata sottilmente

tazza d'acqua

½ dado vegetale, sbriciolato

1 cucchiaio. olio extravergine d'oliva

½ cucchiaino di paprika in polvere

½ cucchiaino. peperoncino in polvere

Pepe nero

½ libbra di spinaci freschi, tritati grossolanamente

Metti tutti gli ingredienti in una pentola a cottura lenta tranne l'ultimo.

Completare con una manciata di spinaci e farcire la pentola a cottura lenta.

Se non riesci a inserirlo tutto in una volta, lascia cuocere prima la prima infornata e aggiungi altri spinaci.

Cuocere per 3 o 4 ore a fuoco medio finché le rape non diventano morbide.

Raschiare i lati e servire.

Spinaci al forno semplici

INGREDIENTI

1 ½ libbre di broccoli, sbucciati e tagliati a pezzi da 1 pollice

½ cipolla rossa, affettata sottilmente

tazza di brodo vegetale

1 cucchiaio. olio extravergine d'oliva

½ cucchiaino di condimento italiano

½ cucchiaino di peperoncino piccante in polvere

Pepe nero

½ libbra di spinaci freschi, tritati grossolanamente

Metti tutti gli ingredienti in una pentola a cottura lenta tranne l'ultimo.

Completare con una manciata di spinaci e farcire la pentola a cottura lenta.

Se non riesci a inserirlo tutto in una volta, lascia cuocere prima la prima infornata e aggiungi altri spinaci.

Cuocere per 3 o 4 ore a fuoco medio finché i broccoli non diventano morbidi.

Raschiare i lati e servire.

Spinaci e carote al forno del sud-est asiatico

INGREDIENTI

½ libbra di rape, sbucciate e tagliate a pezzi da 1 pollice

½ libbra di carote, sbucciate e tagliate a pezzi da 1 pollice

½ libbra di pastinaca, sbucciata e tagliata a pezzi da 1 pollice

½ cipolla rossa, affettata sottilmente

½ tazza di brodo vegetale

1 cucchiaio. olio extravergine d'oliva

½ cucchiaino di zenzero tritato

2 gambi di citronella

8 spicchi d'aglio, tritati

Pepe nero

½ libbra di spinaci freschi, tritati grossolanamente

Metti tutti gli ingredienti in una pentola a cottura lenta tranne l'ultimo.

Completare con una manciata di spinaci e farcire la pentola a cottura lenta.

Se non riesci a inserirlo tutto in una volta, lascia cuocere prima la prima infornata e aggiungi altri spinaci.

Cuocere per 3 o 4 ore a fuoco medio finché le rape non diventano morbide.

Raschiare i lati e servire.

Cavolo cappuccio e cavoletti di Bruxelles arrosto

INGREDIENTI

1 ½ libbre di cavoletti di Bruxelles, sbucciati e tagliati a pezzi da 1 pollice

½ cipolla rossa, affettata sottilmente

tazza d'acqua

½ dado vegetale, sbriciolato

1 cucchiaio. olio extravergine d'oliva

½ cucchiaino di peperoncino piccante in polvere

Pepe nero

½ libbra di cavolo cappuccio, tagliato grossolanamente

Metti tutti gli ingredienti in una pentola a cottura lenta tranne l'ultimo.

Completare con una manciata di cavolo riccio e farcire con la pentola a cottura lenta.

Se non riesci a inserirlo tutto in una volta, lascia cuocere prima il primo lotto e aggiungi altro cavolo.

Cuocere per 3 ore a fuoco medio fino a quando i cavolini di Bruxelles diventano morbidi.

Raschiare i lati e servire.

Spinaci al Curry e Patate

INGREDIENTI

1 ½ libbre di patate, sbucciate e tagliate a pezzi da 1 pollice

½ cipolla, affettata sottilmente

tazza d'acqua

½ dado vegetale, sbriciolato

1 cucchiaio. olio extravergine d'oliva

½ cucchiaino di cumino

½ cucchiaino di coriandolo macinato

½ cucchiaino di garam masala

½ cucchiaino di peperoncino piccante in polvere

Pepe nero

½ libbra di spinaci freschi, tritati grossolanamente

Metti tutti gli ingredienti in una pentola a cottura lenta tranne l'ultimo.

Completare con una manciata di spinaci e farcire la pentola a cottura lenta.

Se non riesci a inserirlo tutto in una volta, lascia cuocere prima la prima infornata e aggiungi altri spinaci.

Cuocere per 3 o 4 ore a fuoco medio finché le patate non diventano morbide.

Raschiare i lati e servire.

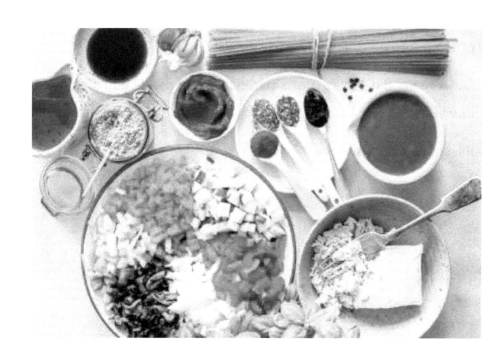

Patate dolci al curry e cavolo riccio

INGREDIENTI

1 ½ libbre di patate dolci, sbucciate e tagliate a pezzi da 1 pollice

½ cipolla, affettata sottilmente

tazza d'acqua

½ dado vegetale, sbriciolato

1 cucchiaio. olio extravergine d'oliva

½ cucchiaino di cumino

½ cucchiaino di coriandolo macinato

½ cucchiaino di garam masala

½ cucchiaino di peperoncino piccante in polvere

Pepe nero

½ libbra di cavolo cappuccio, tagliato grossolanamente

Metti tutti gli ingredienti in una pentola a cottura lenta tranne l'ultimo.

Completare con una manciata di cavolo riccio e farcire con la pentola a cottura lenta.

Se non riesci a inserirlo tutto in una volta, lascia cuocere prima il primo lotto e aggiungi altro cavolo.

Cuocere per 3 o 4 ore a fuoco medio fino a quando le patate dolci diventano morbide.

Raschiare i lati e servire.

Jalapeno Crescione e Pastinaca

INGREDIENTI

1 ½ libbre di pastinache, sbucciate e tagliate a pezzi da 1 pollice

½ cipolla rossa, affettata sottilmente

tazza d'acqua

½ dado vegetale, sbriciolato

1 cucchiaio. olio extravergine d'oliva

½ cucchiaino di cumino

½ cucchiaino di peperoncino jalapeno, tritato

1 peperoncino ancho, tritato

Pepe nero

½ libbra di crescione, tritato grossolanamente

Metti tutti gli ingredienti in una pentola a cottura lenta tranne l'ultimo.

Completare con una manciata di spinaci e farcire la pentola a cottura lenta.

Se non riesci a inserirlo tutto in una volta, lascia cuocere prima la prima infornata e aggiungi altri spinaci.

Cuocere per 3 o 4 ore a fuoco medio fino a quando le pastinache diventano morbide.

Raschiare i lati e servire.

Crescione e broccoli in salsa di peperoncino e aglio

INGREDIENTI

1 ½ libbre di carote, pelate e tagliate a pezzi da 1 pollice

½ libbra di broccoli, sbucciati e tagliati a pezzi da 1 pollice

½ cipolla, affettata sottilmente

tazza d'acqua

½ dado vegetale, sbriciolato

1 cucchiaio. olio di sesamo

½ cucchiaino di salsa di peperoncino all'aglio

½ cucchiaino. succo di lime

½ cucchiaino. cipolle verdi tritate

Pepe nero

½ libbra di crescione, tritato grossolanamente

Metti tutti gli ingredienti in una pentola a cottura lenta tranne l'ultimo.

Completare con una manciata di crescione e farcire la pentola a cottura lenta.

Se non riesci a inserirlo tutto in una volta, lascia cuocere prima la prima infornata e aggiungi altro crescione.

Cuocere per 3 o 4 ore a fuoco medio finché le carote non diventano morbide.

Raschiare i lati e servire.

Cavolo Cinese Piccante e Broccoli

INGREDIENTI

1 libbra di broccoli, sbucciati e tagliati a pezzi da 1 pollice

½ libbra di funghi champignon, affettati

½ cipolla, affettata sottilmente

tazza d'acqua

½ dado vegetale, sbriciolato

1 cucchiaio. olio di sesamo

½ cucchiaino di polvere di cinque spezie cinesi

½ cucchiaino di pepe di Sichuan in grani

½ cucchiaino di peperoncino piccante in polvere

Pepe nero

½ libbra di bok choy, tritato grossolanamente

Metti tutti gli ingredienti in una pentola a cottura lenta tranne l'ultimo.

Completare con una manciata di bok choy e farcire la pentola a cottura lenta.

Se non riesci a inserirlo tutto in una volta, lascia cuocere prima il primo lotto e aggiungi altro bok choy.

Cuocere per 3 o 4 ore a fuoco medio finché i broccoli non diventano morbidi.

Raschiare i lati e servire.

Spinaci e Funghi Shitake

INGREDIENTI

1 ½ libbre di cavolfiore, sbucciato e tagliato a pezzi da 1 pollice

½ libbra di funghi shitake, affettati

½ cipolla rossa, affettata sottilmente

tazza di brodo vegetale

2 cucchiai. olio di semi di sesamo

½ cucchiaino di aceto

½ cucchiaino di aglio, tritato

Pepe nero

½ libbra di spinaci freschi, tritati grossolanamente

Metti tutti gli ingredienti in una pentola a cottura lenta tranne l'ultimo.

Completare con una manciata di spinaci e farcire la pentola a cottura lenta.

Se non riesci a inserirlo tutto in una volta, lascia cuocere prima la prima infornata e aggiungi altri spinaci.

Cuocere per 3 o 4 ore a fuoco medio finché il cavolfiore non diventa morbido.

Raschiare i lati e servire.

Spinaci e Patate al Pesto

INGREDIENTI

1 ½ libbre di patate, sbucciate e tagliate a pezzi da 1 pollice

½ cipolla, affettata sottilmente

tazza di brodo vegetale

1 cucchiaio. olio extravergine d'oliva

2 cucchiai. Pesto alla genovese

Pepe nero

½ libbra di spinaci freschi, tritati grossolanamente

Metti tutti gli ingredienti in una pentola a cottura lenta tranne l'ultimo.

Completare con una manciata di spinaci e farcire la pentola a cottura lenta.

Se non riesci a inserirlo tutto in una volta, lascia cuocere prima la prima infornata e aggiungi altri spinaci.

Cuocere per 3 o 4 ore a fuoco medio finché le patate non diventano morbide.

Raschiare i lati e servire.

Patate Dolci al Curry e Cavolo Verde

INGREDIENTI

1 ½ libbre di patate dolci, sbucciate e tagliate a pezzi da 1 pollice

½ cipolla, affettata sottilmente

tazza di brodo vegetale

1 cucchiaio. olio extravergine d'oliva

2 cucchiai. curry rosso in polvere

Pepe nero

½ libbra di cavolo cappuccio fresco, tritato grossolanamente

Metti tutti gli ingredienti in una pentola a cottura lenta tranne l'ultimo.

Completare con una manciata di cavolo cappuccio e farcire la pentola a cottura lenta.

Se non riesci a inserirlo tutto in una volta, lascia cuocere prima il primo lotto e aggiungi altri cavoli.

Cuocere per 3 o 4 ore a fuoco medio fino a quando le patate dolci diventano morbide.

Raschiare i lati e servire.

Cime di Rapa e Rape al Pesto

INGREDIENTI

1 ½ libbre di rape, sbucciate e tagliate a pezzi da 1 pollice

½ cipolla, affettata sottilmente

tazza di brodo vegetale

1 cucchiaio. olio extravergine d'oliva

2 cucchiai. Pesto alla genovese

Pepe nero

½ libbra di cime di rapa fresche, tritate grossolanamente

Metti tutti gli ingredienti in una pentola a cottura lenta tranne l'ultimo.

Guarnire con una manciata di cime di rapa e farcire la pentola a cottura lenta.

Se non riesci a inserirlo tutto in una volta, lascia cuocere prima il primo lotto e aggiungi altre cime di rapa.

Cuocere per 3 o 4 ore a fuoco medio finché le rape non diventano morbide.

Raschiare i lati e servire.

Bietola e Carote al Pesto

INGREDIENTI

1 ½ libbre di carote, pelate e tagliate a pezzi da 1 pollice

½ cipolla rossa, affettata sottilmente

tazza di brodo vegetale

2 cucchiai. olio extravergine d'oliva

3 cucchiai. Pesto alla genovese

Pepe nero

½ libbra di bietole fresche, tritate grossolanamente

Metti tutti gli ingredienti in una pentola a cottura lenta tranne l'ultimo.

Completare con una manciata di bietole e farcire la pentola a cottura lenta.

Se non riesci a inserirlo tutto in una volta, lascia cuocere prima il primo lotto e aggiungi altra bietola.

Cuocere per 3 o 4 ore a fuoco medio finché le carote non diventano morbide.

Raschiare i lati e servire.

Cavolo Cinese e Carote in Salsa di Peperoncino e Aglio

INGREDIENTI

1 ½ libbre di carote, pelate e tagliate a pezzi da 1 pollice

½ cipolla, affettata sottilmente

tazza di brodo vegetale

1 cucchiaio. olio di sesamo

4 spicchi d'aglio, tritati

2 cucchiai. salsa di peperoncino all'aglio

Pepe nero

½ libbra di Bok Choy fresco, tritato grossolanamente

Metti tutti gli ingredienti in una pentola a cottura lenta tranne l'ultimo.

Completare con una manciata di Bok Choy e farcire la pentola a cottura lenta.

Se non riesci a inserirlo tutto in una volta, lascia cuocere prima la prima infornata e aggiungi altro Bok Choy.

Cuocere per 3 o 4 ore a fuoco medio finché le carote non diventano morbide.

Raschiare i lati e servire.

Cime di Rapa e Pastinache Cotte a Fuoco Lento

INGREDIENTI

1 ½ libbre di pastinache, sbucciate e tagliate a pezzi da 1 pollice

½ cipolla, affettata sottilmente

tazza di brodo vegetale

1 cucchiaio. olio extravergine d'oliva

Pepe nero

½ libbra di cime di rapa fresche, tritate grossolanamente

Metti tutti gli ingredienti in una pentola a cottura lenta tranne l'ultimo.

Completare con una manciata di spinaci e farcire la pentola a cottura lenta.

Se non riesci a inserirlo tutto in una volta, lascia cuocere prima la prima infornata e aggiungi altri spinaci.

Cuocere per 3 o 4 ore a fuoco medio finché le patate non diventano morbide.

Raschiare i lati e servire.

Cavolo Cappuccio e Broccoli Cotti a Fuoco Lento

INGREDIENTI

1 ½ libbre di cimette di broccoli

½ cipolla, affettata sottilmente

tazza di brodo vegetale

1 cucchiaio. olio extravergine d'oliva

2 cucchiai. Pesto alla genovese

Pepe nero

½ libbra di cavolo cappuccio fresco, tritato grossolanamente

Metti tutti gli ingredienti in una pentola a cottura lenta tranne l'ultimo.

Completare con una manciata di cavolo riccio e farcire con la pentola a cottura lenta.

Se non riesci a inserirlo tutto in una volta, lascia cuocere prima il primo lotto e aggiungi altro cavolo.

Cuocere per 3 o 4 ore a fuoco medio finché le cimette di broccoli non diventano morbide.

Raschiare i lati e servire.

Indivia e Carote Cotte al Pesto

INGREDIENTI

1 ½ libbre di carote, pelate e tagliate a pezzi da 1 pollice

½ cipolla, affettata sottilmente

tazza di brodo vegetale

1 cucchiaio. olio extravergine d'oliva

2 cucchiai. Pesto alla genovese

Pepe nero

½ libbra di indivia fresca, tritata grossolanamente

Metti tutti gli ingredienti in una pentola a cottura lenta tranne l'ultimo.

Completare con una manciata di indivia e farcire la pentola a cottura lenta.

Se non riesci a inserirlo tutto in una volta, lascia cuocere prima la prima infornata e aggiungi altra indivia.

Cuocere per 3 o 4 ore a fuoco medio finché le carote non diventano morbide.

Raschiare i lati e servire.

Lattuga Romana e Cavoletti di Bruxelles a Cottura Lenta

INGREDIENTI

1 ½ libbre di cavoletti di Bruxelles

½ cipolla, affettata sottilmente

tazza di brodo vegetale

1 cucchiaio. olio extravergine d'oliva

Pepe nero

½ libbra di lattuga romana fresca, tritata grossolanamente

Metti tutti gli ingredienti in una pentola a cottura lenta tranne l'ultimo.

Completare con manciate di lattuga e farcire la pentola a cottura lenta.

Se non riesci a inserirla tutta in una volta, lascia cuocere prima la prima infornata e aggiungi altra lattuga romana.

Cuocere per 3 ore a fuoco medio fino a quando i cavolini di Bruxelles diventano morbidi.

Raschiare i lati e servire.

Indivia e Patate a Cottura Lenta

INGREDIENTI

1 ½ libbre di patate, sbucciate e tagliate a pezzi da 1 pollice

½ cipolla, affettata sottilmente

tazza di brodo vegetale

1 cucchiaio. olio extravergine d'oliva

1 cucchiaino. condimento italiano

Pepe nero

½ libbra di indivia fresca, tritata grossolanamente

Metti tutti gli ingredienti in una pentola a cottura lenta tranne l'ultimo.

Completare con una manciata di spinaci e farcire la pentola a cottura lenta.

Se non riesci a inserirlo tutto in una volta, lascia cuocere prima la prima infornata e aggiungi altri spinaci.

Cuocere per 3 o 4 ore a fuoco medio finché le patate non diventano morbide.

Raschiare i lati e servire.

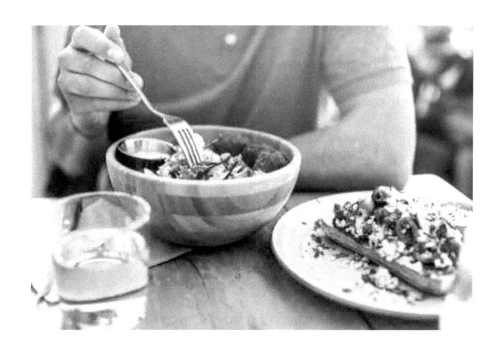

Cime di rapa e rape cotte lentamente al burro vegano Vegan

INGREDIENTI

1 ½ libbre di rape, sbucciate e tagliate a pezzi da 1 pollice

½ cipolla, affettata sottilmente

tazza di brodo vegetale

4 cucchiai. burro vegano o margarina

2 cucchiai. succo di lime

3 spicchi d'aglio, tritati

Pepe nero

½ libbra di cime di rapa fresche, tritate grossolanamente

Metti tutti gli ingredienti in una pentola a cottura lenta tranne l'ultimo.

Guarnire con una manciata di cime di rapa e farcire con la slow cooker.

Se non riesci a inserirlo tutto in una volta, lascia cuocere prima la prima infornata e aggiungi altre cime di rapa.

Cuocere per 3 o 4 ore a fuoco medio finché le rape non diventano morbide.

Raschiare i lati e servire.

Cavolo e pastinaca cotti a fuoco lento nel burro vegano

INGREDIENTI

1 ½ libbre di pastinache, sbucciate e tagliate a pezzi da 1 pollice

½ cipolla, affettata sottilmente

tazza di brodo vegetale

4 cucchiai. burro vegano fuso

2 cucchiai. succo di limone

Pepe nero

½ libbra di cavolo cappuccio fresco, tritato grossolanamente

Metti tutti gli ingredienti in una pentola a cottura lenta tranne l'ultimo.

Completare con una manciata di cavolo riccio e farcire con la pentola a cottura lenta.

Se non riesci a inserirlo tutto in una volta, lascia cuocere prima il primo lotto e aggiungi altro cavolo.

Cuocere per 3 o 4 ore a fuoco medio fino a quando le pastinache diventano morbide.

Raschiare i lati e servire.

Spinaci e carote alla cinese cotti a fuoco lento

INGREDIENTI

1 ½ libbre di carote, pelate e tagliate a pezzi da 1 pollice

½ cipolla, affettata sottilmente

tazza di brodo vegetale

1 cucchiaio. olio di sesamo

2 cucchiai. salsa hoi sin

Pepe nero

½ libbra di spinaci freschi, tritati grossolanamente

Metti tutti gli ingredienti in una pentola a cottura lenta tranne l'ultimo.

Completare con una manciata di spinaci e farcire la pentola a cottura lenta.

Se non riesci a inserirlo tutto in una volta, lascia cuocere prima la prima infornata e aggiungi altri spinaci.

Cuocere per 3 o 4 ore a fuoco medio finché le carote non diventano morbide.

Raschiare i lati e servire.

Cavolo Cinese e carote a cottura lenta

INGREDIENTI

1 ½ libbre di carote, pelate e tagliate a pezzi da 1 pollice

½ cipolla, affettata sottilmente

tazza di brodo vegetale

1 cucchiaio. olio di sesamo

1 cucchiaio. olio di colza

2 cucchiai. salsa hoi sin

Pepe nero

½ libbra di Bok Choy fresco, tritato grossolanamente

Metti tutti gli ingredienti in una pentola a cottura lenta tranne l'ultimo.

Completare con una manciata di bok choy e farcire la pentola a cottura lenta.

Se non riesci a inserirlo tutto in una volta, lascia cuocere prima il primo lotto e aggiungi altro bok choy.

Cuocere per 3 o 4 ore a fuoco medio finché le carote non diventano morbide.

Raschiare i lati e servire.

Micro verdure e patate a cottura lenta

INGREDIENTI

1 ½ libbre di patate, sbucciate e tagliate a pezzi da 1 pollice

½ cipolla, affettata sottilmente

tazza di brodo vegetale

2 cucchiai. olio extravergine d'oliva

1 cucchiaino. semi di annatto

1 cucchiaino. cumino

1 cucchiaino. succo di lime

Pepe nero

½ libbra di verdure Micro fresche, tritate grossolanamente

Metti tutti gli ingredienti in una pentola a cottura lenta tranne l'ultimo.

Completare con una manciata di micro verdure e farcire la pentola a cottura lenta.

Se non riesci a inserirlo tutto in una volta, lascia cuocere prima il primo lotto e aggiungi altri micro verdi.

Cuocere per 3 o 4 ore a fuoco medio finché le patate non diventano morbide.

Raschiare i lati e servire.

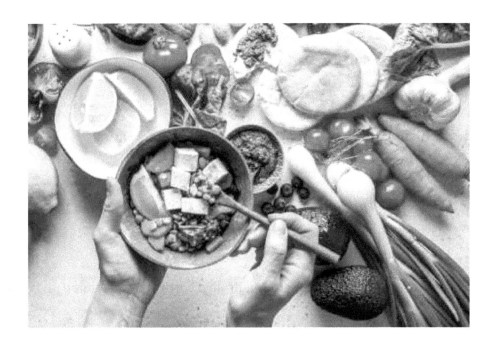

Verdure e patate cotte a fuoco lento

INGREDIENTI

1 ½ libbre di patate dolci, sbucciate e tagliate a pezzi da 1 pollice

½ cipolla, affettata sottilmente

tazza di brodo vegetale

1 cucchiaio. olio extravergine d'oliva

2 cucchiai. Pesto alla genovese

Pepe nero

½ libbra di cavolo cappuccio fresco, tritato grossolanamente

Metti tutti gli ingredienti in una pentola a cottura lenta tranne l'ultimo.

Completare con una manciata di cavolo cappuccio e farcire la pentola a cottura lenta.

Se non riesci a inserirlo tutto in una volta, lascia cuocere prima il primo lotto e aggiungi altri cavoli.

Cuocere per 3 o 4 ore a fuoco medio fino a quando le patate dolci diventano morbide.

Raschiare i lati e servire.

Cavolo viola e patate cotte a fuoco lento

INGREDIENTI

1 ½ libbre di patate, sbucciate e tagliate a pezzi da 1 pollice

½ cipolla, affettata sottilmente

tazza di brodo vegetale

1 cucchiaio. olio extravergine d'oliva

Pepe nero

½ libbra di cavolo viola fresco, tritato grossolanamente

Metti tutti gli ingredienti in una pentola a cottura lenta tranne l'ultimo.

Completare con una manciata di cavolo viola e farcire la pentola a cottura lenta.

Se non riesci a inserirlo tutto in una volta, lascia cuocere prima il primo lotto e aggiungi altro cavolo viola.

Cuocere per 3 o 4 ore a fuoco medio finché le patate non diventano morbide.

Raschiare i lati e servire.

Cavolo e carote cotti a fuoco lento

INGREDIENTI

1 ½ libbre di carote, pelate e tagliate a pezzi da 1 pollice

½ cipolla, affettata sottilmente

tazza di brodo vegetale

1 cucchiaio. olio extravergine d'oliva

Pepe nero

½ libbra di cavolo fresco, tritato grossolanamente

Metti tutti gli ingredienti in una pentola a cottura lenta tranne l'ultimo.

Coprire con una manciata di cavolo cappuccio e farcire la pentola a cottura lenta.

Se non riesci a inserirlo tutto in una volta, lascia cuocere prima il primo lotto e aggiungi altro cavolo.

Cuocere per 3 o 4 ore a fuoco medio finché le carote non diventano morbide.

Raschiare i lati e servire.

Indivia cotta a fuoco lento in salsa di pesto

INGREDIENTI

1 ½ libbre di patate, sbucciate e tagliate a pezzi da 1 pollice

½ cipolla, affettata sottilmente

tazza di brodo vegetale

1 cucchiaio. olio extravergine d'oliva

2 cucchiai. Pesto alla genovese

Pepe nero

½ libbra di indivia fresca, tritata grossolanamente

Metti tutti gli ingredienti in una pentola a cottura lenta tranne l'ultimo.

Completare con una manciata di indivia e farcire la pentola a cottura lenta.

Se non riesci a inserirlo tutto in una volta, lascia cuocere prima la prima infornata e aggiungi altra indivia.

Cuocere per 3 o 4 ore a fuoco medio finché le patate non diventano morbide.

Raschiare i lati e servire.

Cime di Rapa Cotte Lenta al Pesto

INGREDIENTI

1 ½ libbre di patate, sbucciate e tagliate a pezzi da 1 pollice

½ cipolla, affettata sottilmente

tazza di brodo vegetale

1 cucchiaio. olio extravergine d'oliva

2 cucchiai. Pesto alla genovese

Pepe nero

½ libbra di cime di rapa fresche, tritate grossolanamente

Metti tutti gli ingredienti in una pentola a cottura lenta tranne l'ultimo.

Guarnire con una manciata di cime di rapa e farcire con la slow cooker.

Se non riesci a inserirlo tutto in una volta, lascia cuocere prima la prima infornata e aggiungi altre cime di rapa.

Cuocere per 3 o 4 ore a fuoco medio finché le patate non diventano morbide.

Raschiare i lati e servire.

Cavolo Cinese a cottura lenta in salsa di fagioli gialli

INGREDIENTI

1 ½ libbre di rape, sbucciate e tagliate a pezzi da 1 pollice

½ cipolla, affettata sottilmente

tazza di brodo vegetale

1 cucchiaio. olio di semi di sesamo

2 cucchiai. cipolla verde tritata, tritata

4 cucchiai. aglio, tritato finemente

2 cucchiai. Salsa di fagioli gialli cinesi

Pepe nero

½ libbra di bok choy fresco, tritato grossolanamente

Metti tutti gli ingredienti in una pentola a cottura lenta tranne l'ultimo.

Completare con una manciata di bok choy e farcire la pentola a cottura lenta.

Se non riesci a inserirlo tutto in una volta, lascia cuocere prima il primo lotto e aggiungi altro bok choy.

Cuocere per 3 o 4 ore a fuoco medio finché le rape non diventano morbide.

Raschiare i lati e servire.

Cime di Rapa e Patate Cotte Al Pesto

INGREDIENTI

1 ½ libbre di patate, sbucciate e tagliate a pezzi da 1 pollice

½ cipolla, affettata sottilmente

tazza di brodo vegetale

1 cucchiaio. olio extravergine d'oliva

2 cucchiai. Pesto alla genovese

Pepe nero

½ libbra di cime di rapa fresche, tritate grossolanamente

Metti tutti gli ingredienti in una pentola a cottura lenta tranne l'ultimo.

Guarnire con una manciata di cime di rapa e farcire con la slow cooker.

Se non riesci a inserirlo tutto in una volta, lascia cuocere prima la prima infornata e aggiungi altre cime di rapa.

Cuocere per 3 o 4 ore a fuoco medio finché le patate non diventano morbide.

Raschiare i lati e servire.

Funghi Shitake al forno con pomodorini

ingredienti

1 libbra di rape, dimezzate

2 cucchiai di olio extra vergine di oliva

1/2 libbra di funghi shitake

8 spicchi d'aglio non sbucciato

3 cucchiai di olio di sesamo

sale marino e pepe nero macinato a piacere

1/4 di libbra di pomodorini

3 cucchiai di anacardi tostati

1/4 di libbra di spinaci, affettati sottilmente

Preriscaldare il forno a 425 gradi F.

Stendere le patate in una padella

Irrorare con 2 cucchiai di olio e infornare per 15 minuti girando una volta.

Aggiungere i funghi con il gambo rivolto verso l'alto

Aggiungere gli spicchi d'aglio nella padella e cuocere fino a doratura leggera light

Condire con 1 cucchiaio di olio di sesamo e condire con sale marino e pepe nero.

Rimettere in forno e cuocere per 5 min.

Aggiungere i pomodorini nella padella.

Rimettere in forno e cuocere fino a quando i funghi non si saranno ammorbiditi, per 5 min.

Cospargere gli anacardi sopra le patate e i funghi.

Servire con gli spinaci.

Pastinaca al forno e funghi champignon con noci di macadamia

ingredienti

1 libbra di pastinache, dimezzate

2 cucchiai di olio extra vergine di oliva

1/2 libbra di funghi champignon

8 spicchi d'aglio non sbucciato

2 cucchiai di timo fresco tritato

1 cucchiaio di olio extravergine di oliva

sale marino e pepe nero macinato a piacere

1/4 di libbra di pomodorini

3 cucchiai di noci macadamia tostate

1/4 di libbra di spinaci, affettati sottilmente

Preriscaldare il forno a 425 gradi F.

Stendere le pastinache in una padella

Condire con 2 cucchiai di olio d'oliva e cuocere per 15 minuti girando una volta.

Aggiungere i funghi con il gambo rivolto verso l'alto

Aggiungere gli spicchi d'aglio nella padella e cuocere fino a doratura leggera light

Cospargere con timo.

Condire con 1 cucchiaio di olio d'oliva e condire con sale marino e pepe nero.

Rimettere in forno e cuocere per 5 min.

Aggiungere i pomodorini nella padella.

 Rimettere in forno e cuocere fino a quando i funghi non si saranno ammorbiditi, per 5 min.

Cospargere le noci di macadamia sulle patate e sui funghi.

Servire con gli spinaci.

Funghi al Forno con Pomodorini e Pinoli

ingredienti

1 libbra di patate, dimezzate

2 cucchiai di olio extra vergine di oliva

1/2 libbra di funghi champignon

8 spicchi d'aglio non sbucciato

2 cucchiaini. cumino

1 cucchiaino. semi di annatto

½ cucchiaino. peperoncino di Cayenna

 1 cucchiaio di olio extravergine di oliva

sale marino e pepe nero macinato a piacere

1/4 di libbra di pomodorini

3 cucchiai di pinoli tostati

1/4 di libbra di spinaci, affettati sottilmente

Preriscaldare il forno a 425 gradi F.

Stendere le patate in una padella

Condire con 2 cucchiai di olio d'oliva e cuocere per 15 minuti girando una volta.

Aggiungere i funghi con il gambo rivolto verso l'alto

Aggiungere gli spicchi d'aglio nella padella e cuocere fino a doratura leggera light

Cospargere con cumino, pepe di Cayenna e semi di annatto.

Condire con 1 cucchiaio di olio d'oliva e condire con sale marino e pepe nero.

Rimettere in forno e cuocere per 5 min.

Aggiungere i pomodorini nella padella.

 Rimettere in forno e cuocere fino a quando i funghi non si saranno ammorbiditi, per 5 min.

Cospargere i pinoli sulle patate e sui funghi.

Servire con gli spinaci.

Patate Al Curry Al Forno

INGREDIENTI

1 ½ libbre di patate, sbucciate e tagliate a pezzi da 1 pollice

½ cipolla, affettata sottilmente

tazza d'acqua

½ dado vegetale, sbriciolato

1 cucchiaio. olio extravergine d'oliva

½ cucchiaino di cumino

½ cucchiaino di coriandolo macinato

½ cucchiaino di garam masala

½ cucchiaino di peperoncino piccante in polvere

Pepe nero

½ libbra di spinaci freschi, tritati grossolanamente

Metti tutti gli ingredienti in una pentola a cottura lenta tranne l'ultimo.

Completare con una manciata di spinaci e farcire la pentola a cottura lenta.

Se non riesci a inserirlo tutto in una volta, lascia cuocere prima la prima infornata e aggiungi altri spinaci.

Cuocere per 3 o 4 ore a fuoco medio finché le patate non diventano morbide.

Raschiare i lati e servire.

Spinaci e Pastinaca al Forno

INGREDIENTI

1 ½ libbre di pastinache, sbucciate e tagliate a pezzi da 1 pollice

½ cipolla rossa, affettata sottilmente

tazza d'acqua

½ dado vegetale, sbriciolato

1 cucchiaio. olio extravergine d'oliva

½ cucchiaino di cumino

½ cucchiaino di semi di annatto

½ cucchiaino di pepe di Cayenna

½ cucchiaino di peperoncino piccante in polvere

Pepe nero

½ libbra di spinaci freschi, tritati grossolanamente

Metti tutti gli ingredienti in una pentola a cottura lenta tranne l'ultimo.

Completare con una manciata di spinaci e farcire la pentola a cottura lenta.

Se non riesci a inserirlo tutto in una volta, lascia cuocere prima la prima infornata e aggiungi altri spinaci.

Cuocere per 3 o 4 ore a fuoco medio finché le patate non diventano morbide.

Raschiare i lati e servire.

Cavolo Arrosto e Patate Dolci

INGREDIENTI

1 ½ libbre di patate dolci, sbucciate e tagliate a pezzi da 1 pollice

½ cipolla, affettata sottilmente

tazza d'acqua

½ dado vegetale, sbriciolato

1 cucchiaio. olio extravergine d'oliva

½ cucchiaino di cumino

½ cucchiaino di peperoncino jalapeno, tritato

½ cucchiaino di paprika

½ cucchiaino di peperoncino piccante in polvere

Pepe nero

½ libbra di cavolo cappuccio fresco, tritato grossolanamente

Metti tutti gli ingredienti in una pentola a cottura lenta tranne l'ultimo.

Completare con una manciata di cavolo riccio e farcire con la pentola a cottura lenta.

Se non riesci a inserirlo tutto in una volta, lascia cuocere prima il primo lotto e aggiungi altro cavolo.

Cuocere per 3 o 4 ore a fuoco medio finché le patate non diventano morbide.

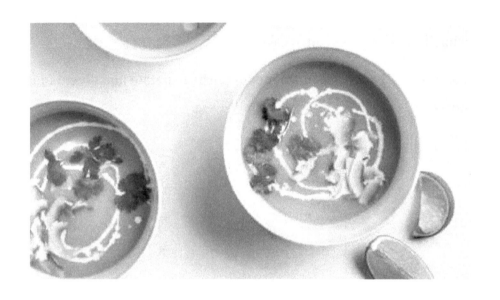

Crescione e carote al forno in stile Sichuan

INGREDIENTI

1 ½ libbre di carote, pelate e tagliate a pezzi da 1 pollice

½ cipolla rossa, affettata sottilmente

tazza d'acqua

½ dado vegetale, sbriciolato

1 cucchiaio. olio di sesamo

½ cucchiaino 5 spezie cinesi in polvere

½ cucchiaino di pepe di Sichuan in grani

½ cucchiaino di peperoncino piccante in polvere

Pepe nero

½ libbra di crescione fresco, tritato grossolanamente

Metti tutti gli ingredienti in una pentola a cottura lenta tranne l'ultimo.

Completare con una manciata di crescione e farcire la pentola a cottura lenta.

Se non riesci a inserirlo tutto in una volta, lascia cuocere prima la prima infornata e aggiungi altro crescione.

Cuocere per 3 o 4 ore a fuoco medio finché le carote non diventano morbide.

Cipolle e rape arrostite piccanti e piccanti

INGREDIENTI

1 ½ libbre di rape, sbucciate e tagliate a pezzi da 1 pollice

½ cipolla, affettata sottilmente

tazza d'acqua

½ dado vegetale, sbriciolato

1 cucchiaio. olio extravergine d'oliva

½ cucchiaino di cumino

½ cucchiaino di semi di annatto

½ cucchiaino di pepe di Cayenna

½ cucchiaino di succo di lime

Pepe nero

½ libbra di spinaci freschi, tritati grossolanamente

Metti tutti gli ingredienti in una pentola a cottura lenta tranne l'ultimo.

Completare con una manciata di spinaci e farcire la pentola a cottura lenta.

Se non riesci a inserirlo tutto in una volta, lascia cuocere prima la prima infornata e aggiungi altri spinaci.

Cuocere per 3 o 4 ore a fuoco medio finché gli ortaggi a radice non diventano morbidi.

Carote al curry

INGREDIENTI

1 ½ libbre di carote, pelate e tagliate a pezzi da 1 pollice

½ cipolla, affettata sottilmente

tazza d'acqua

½ dado vegetale, sbriciolato

1 cucchiaio. olio extravergine d'oliva

½ cucchiaino di cumino

½ cucchiaino di coriandolo macinato

½ cucchiaino di garam masala

½ cucchiaino di peperoncino piccante in polvere

Pepe nero

½ libbra di cavolo cappuccio fresco, tritato grossolanamente

Metti tutti gli ingredienti in una pentola a cottura lenta tranne l'ultimo.

Completare con una manciata di cavolo riccio e farcire con la pentola a cottura lenta.

Se non riesci a inserirlo tutto in una volta, lascia cuocere prima il primo lotto e aggiungi altro cavolo.

Cuocere per 3 o 4 ore a fuoco medio fino a quando gli ortaggi a radice diventano morbidi.

Spinaci e cipolle arrosto piccanti

INGREDIENTI

1 ½ libbre di carote, pelate e tagliate a pezzi da 1 pollice

½ cipolla, affettata sottilmente

tazza d'acqua

½ dado vegetale, sbriciolato

1 cucchiaio. olio extravergine d'oliva

½ cucchiaino di cumino

½ cucchiaino di semi di annatto

½ cucchiaino di pepe di Cayenna

½ cucchiaino di succo di lime

Pepe nero

½ libbra di spinaci freschi, tritati grossolanamente

Metti tutti gli ingredienti in una pentola a cottura lenta tranne l'ultimo.

Completare con una manciata di spinaci e farcire la pentola a cottura lenta.

Se non riesci a inserirlo tutto in una volta, lascia cuocere prima la prima infornata e aggiungi altri spinaci.

Cuocere per 3 o 4 ore a fuoco medio fino a quando gli ortaggi a radice diventano morbidi.

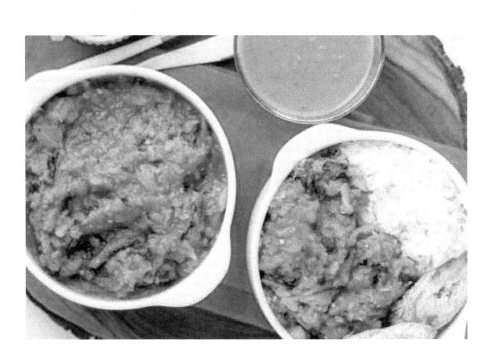

Patate Dolci Arrosto E Spinaci

INGREDIENTI

1 ½ libbre di patate dolci, sbucciate e tagliate a pezzi da 1 pollice

½ cipolla, affettata sottilmente

tazza d'acqua

½ dado vegetale, sbriciolato

2 cucchiai. burro vegano o margarina

½ cucchiaino di erbe di Provenza

½ cucchiaino di timo

½ cucchiaino di peperoncino piccante in polvere

Pepe nero

½ libbra di spinaci freschi, tritati grossolanamente

Metti tutti gli ingredienti in una pentola a cottura lenta tranne l'ultimo.

Completare con una manciata di spinaci e farcire la pentola a cottura lenta.

Se non riesci a inserirlo tutto in una volta, lascia cuocere prima la prima infornata e aggiungi altri spinaci.

Cuocere per 3 o 4 ore a fuoco medio finché le patate non diventano morbide.

Rape Arrosto Cipolle e Spinaci

INGREDIENTI

1 ½ libbre di rape, sbucciate e tagliate a pezzi da 1 pollice

½ cipolla, affettata sottilmente

tazza d'acqua

½ dado vegetale, sbriciolato

1 cucchiaio. olio extravergine d'oliva

2 cucchiaini. aglio, tritato

½ cucchiaino di succo di lime

½ cucchiaino di peperoncino piccante in polvere

Pepe nero

½ libbra di spinaci freschi, tritati grossolanamente

Metti tutti gli ingredienti in una pentola a cottura lenta tranne l'ultimo.

Completare con una manciata di spinaci e farcire la pentola a cottura lenta.

Se non riesci a inserirlo tutto in una volta, lascia cuocere prima la prima infornata e aggiungi altri spinaci.

Cuocere per 3 o 4 ore a fuoco medio finché le rape non diventano morbide.

Crescione e Carote al Burro Vegani Arrostiti

INGREDIENTI

1 ½ libbre di carote, pelate e tagliate a pezzi da 1 pollice

½ cipolla, affettata sottilmente

tazza d'acqua

½ dado vegetale, sbriciolato

1 cucchiaio. burro/margarina vegan

1 cucchiaino di aglio, tritato

½ cucchiaino di succo di limone

Pepe nero

½ libbra di crescione fresco, tritato grossolanamente

Metti tutti gli ingredienti in una pentola a cottura lenta tranne l'ultimo.

Completare con una manciata di crescione e farcire la pentola a cottura lenta.

Se non riesci a inserirlo tutto in una volta, lascia cuocere prima la prima infornata e aggiungi altro crescione.

Cuocere per 3 o 4 ore a fuoco medio finché le carote non diventano morbide.

Broccoli e Spinaci al Forno

INGREDIENTI

1 ½ libbre di cimette di broccoli

½ cipolla, affettata sottilmente

tazza d'acqua

½ dado vegetale, sbriciolato

1 cucchiaio. olio extravergine d'oliva

½ cucchiaino di cumino

½ cucchiaino di peperoncino piccante in polvere

Pepe nero

½ libbra di spinaci freschi, tritati grossolanamente

Metti tutti gli ingredienti in una pentola a cottura lenta tranne l'ultimo.

Completare con una manciata di spinaci e farcire la pentola a cottura lenta.

Se non riesci a inserirlo tutto in una volta, lascia cuocere prima la prima infornata e aggiungi altri spinaci.

Cuocere per 3 o 4 ore a fuoco medio finché i broccoli non diventano morbidi.

Cavolfiore e cipolla arrosto affumicato

INGREDIENTI

1 ½ libbre di cavolfiore, sbucciato e tagliato a pezzi da 1 pollice

½ cipolla rossa, affettata sottilmente

tazza d'acqua

½ dado vegetale, sbriciolato

1 cucchiaio. olio extravergine d'oliva

½ cucchiaino di cumino

½ cucchiaino di peperoncino piccante in polvere

Pepe nero

½ libbra di spinaci freschi, tritati grossolanamente

Metti tutti gli ingredienti in una pentola a cottura lenta tranne l'ultimo.

Completare con una manciata di spinaci e farcire la pentola a cottura lenta.

Se non riesci a inserirlo tutto in una volta, lascia cuocere prima la prima infornata e aggiungi altri spinaci.

Cuocere per 3 o 4 ore a fuoco medio finché le patate non diventano morbide.

Barbabietole Italiane Arrosto e Kale

INGREDIENTI

1 ½ libbre di barbabietole, sbucciate e tagliate a pezzi da 1 pollice

½ cipolla rossa, affettata sottilmente

tazza d'acqua

½ dado vegetale, sbriciolato

1 cucchiaio. olio extravergine d'oliva

½ cucchiaino di condimento italiano

Pepe nero

½ libbra di cavolo cappuccio fresco, tritato grossolanamente

Metti tutti gli ingredienti in una pentola a cottura lenta tranne l'ultimo.

Completare con una manciata di cavolo riccio e farcire con la pentola a cottura lenta.

Se non riesci a inserirlo tutto in una volta, lascia cuocere prima il primo lotto e aggiungi altro cavolo.

Cuocere per 3 o 4 ore a fuoco medio finché le barbabietole non diventano morbide.

Crescione e patate al forno

INGREDIENTI

1 ½ libbre di patate, sbucciate e tagliate a pezzi da 1 pollice

½ cipolla, affettata sottilmente

tazza d'acqua

½ dado vegetale, sbriciolato

1 cucchiaio. olio d'oliva

½ cucchiaino di zenzero tritato

2 rametti di citronella

½ cucchiaino di cipolle verdi, tritate

½ cucchiaino di peperoncino piccante in polvere

Pepe nero

½ libbra di crescione, tritato grossolanamente

Metti tutti gli ingredienti in una pentola a cottura lenta tranne l'ultimo.

Completare con una manciata di crescione e farcire la pentola a cottura lenta.

Se non riesci a inserirlo tutto in una volta, lascia cuocere prima la prima infornata e aggiungi altro crescione.

Cuocere per 3 o 4 ore a fuoco medio finché le patate non diventano morbide.

Spinaci Arrosto Con Olive

INGREDIENTI

1 ½ libbre di patate, sbucciate e tagliate a pezzi da 1 pollice

½ olive verdi, affettate sottilmente

tazza d'acqua

½ dado vegetale, sbriciolato

1 cucchiaio. olio extravergine d'oliva

½ cucchiaino di cumino

½ cucchiaino di peperoncino piccante in polvere

Pepe nero

½ libbra di spinaci freschi, tritati grossolanamente

Metti tutti gli ingredienti in una pentola a cottura lenta tranne l'ultimo.

Completare con una manciata di spinaci e farcire la pentola a cottura lenta.

Se non riesci a inserirlo tutto in una volta, lascia cuocere prima la prima infornata e aggiungi altri spinaci.

Cuocere per 3 o 4 ore a fuoco medio finché le patate non diventano morbide.

Spinaci Arrosto Con Peperoni Jalapeno

INGREDIENTI

1 ½ libbre di cimette di broccoli

½ cipolla, affettata sottilmente

tazza d'acqua

½ dado vegetale, sbriciolato

1 cucchiaio. olio extravergine d'oliva

½ cucchiaino di cumino

8 peperoni jalapeno, tritati finemente

1 peperoncino ancho

½ cucchiaino di peperoncino piccante in polvere

Pepe nero

½ libbra di spinaci freschi, tritati grossolanamente

Metti tutti gli ingredienti in una pentola a cottura lenta tranne l'ultimo.

Completare con una manciata di spinaci e farcire la pentola a cottura lenta.

Se non riesci a inserirlo tutto in una volta, lascia cuocere prima la prima infornata e aggiungi altri spinaci.

Cuocere per 3 o 4 ore a fuoco medio finché i broccoli non diventano morbidi.

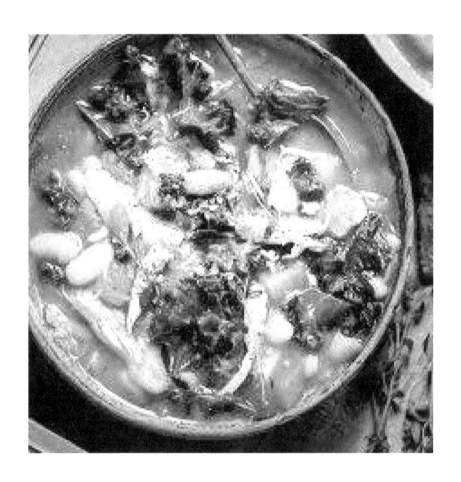

Spinaci Arrosto Al Curry

INGREDIENTI

1 ½ libbre di patate, sbucciate e tagliate a pezzi da 1 pollice

½ cipolla, affettata sottilmente

tazza d'acqua

½ dado vegetale, sbriciolato

1 cucchiaio. olio extravergine d'oliva

½ cucchiaino di cumino

½ cucchiaino di coriandolo macinato

½ cucchiaino di garam masala

½ cucchiaino di peperoncino piccante in polvere

Pepe nero

½ libbra di spinaci freschi, tritati grossolanamente

Metti tutti gli ingredienti in una pentola a cottura lenta tranne l'ultimo.

Completare con una manciata di spinaci e farcire la pentola a cottura lenta.

Se non riesci a inserirlo tutto in una volta, lascia cuocere prima la prima infornata e aggiungi altri spinaci.

Cuocere per 3 o 4 ore a fuoco medio finché le patate non diventano morbide.

Germogli di fagioli tailandesi piccanti al forno

INGREDIENTI

1 ½ libbre di cimette di cavolfiore, sbollentate (immerse in acqua bollente e poi immerse in acqua ghiacciata)

½ tazza di germogli di soia, sciacquati

½ tazza d'acqua

½ dado vegetale, sbriciolato

1 cucchiaio. olio di sesamo

½ cucchiaino di pasta di peperoncino tailandese

½ cucchiaino di salsa piccante Sriracha

½ cucchiaino di peperoncino piccante in polvere

2 peperoncini tailandesi per uccelli, tritati

Pepe nero

½ libbra di spinaci freschi, tritati grossolanamente

Metti tutti gli ingredienti in una pentola a cottura lenta tranne l'ultimo.

Completare con una manciata di spinaci e farcire la pentola a cottura lenta.

Se non riesci a inserirlo tutto in una volta, lascia cuocere prima la prima infornata e aggiungi altri spinaci.

Cuocere per 3 o 4 ore a fuoco medio finché le patate non diventano morbide.

Spinaci e rape piccanti del Sichuan

INGREDIENTI

1 ½ libbre di rape, sbucciate e tagliate a pezzi da 1 pollice

½ cipolla, affettata sottilmente

tazza d'acqua

½ dado vegetale, sbriciolato

1 cucchiaio. olio di sesamo

½ cucchiaino di pasta di peperoncino all'aglio

½ cucchiaino di pepe di Sichuan in grani

1 stella di anice

2 peperoncini tailandesi per uccelli, tritati

Pepe nero

½ libbra di spinaci freschi, tritati grossolanamente

Metti tutti gli ingredienti in una pentola a cottura lenta tranne l'ultimo.

Completare con una manciata di spinaci e farcire la pentola a cottura lenta.

Se non riesci a inserirlo tutto in una volta, lascia cuocere prima la prima infornata e aggiungi altri spinaci.

Cuocere per 3 o 4 ore a fuoco medio finché le rape non diventano morbide.

Crescione tailandese Carote e Cipolle

INGREDIENTI

1 ½ libbre di carote, pelate e tagliate a pezzi da 1 pollice

½ cipolla, affettata sottilmente

tazza d'acqua

½ dado vegetale, sbriciolato

1 cucchiaio. olio extravergine d'oliva

1 cucchiaio. olio di sesamo

½ cucchiaino di pasta di peperoncino tailandese

½ cucchiaino di salsa piccante Sriracha

½ cucchiaino di peperoncino piccante in polvere

2 peperoncini tailandesi per uccelli, tritati

Pepe nero

½ libbra di crescione, tritato grossolanamente

Metti tutti gli ingredienti in una pentola a cottura lenta tranne l'ultimo.

Completare con una manciata di crescione e farcire la pentola a cottura lenta.

Se non riesci a inserirlo tutto in una volta, lascia cuocere prima la prima infornata e aggiungi altro crescione.

Cuocere per 3 o 4 ore a fuoco medio finché le carote non diventano morbide.

Yam arrosto e patate dolci Sweet

INGREDIENTI

½ libbra di igname viola, sbucciato e tagliato a pezzi da 1 pollice

1 libbra di patate dolci, sbucciate e tagliate a pezzi da 1 pollice

½ cipolla, affettata sottilmente

tazza d'acqua

½ dado vegetale, sbriciolato

1 cucchiaio. olio extravergine d'oliva

Pepe nero

½ libbra di spinaci freschi, tritati grossolanamente

Metti tutti gli ingredienti in una pentola a cottura lenta tranne l'ultimo.

Completare con una manciata di spinaci e farcire la pentola a cottura lenta.

Se non riesci a inserirlo tutto in una volta, lascia cuocere prima la prima infornata e aggiungi altri spinaci.

Cuocere per 3 o 4 ore a fuoco medio finché le patate non diventano morbide.

Igname Bianco Al Forno E Patate

INGREDIENTI

½ libbre di patate, sbucciate e tagliate a pezzi da 1 pollice

½ libbre di igname bianco, sbucciato e tagliato a pezzi da 1 pollice

½ libbre di carote, sbucciate e tagliate a pezzi da 1 pollice

½ cipolla rossa, affettata sottilmente

tazza d'acqua

½ dado vegetale, sbriciolato

1 cucchiaio. olio extravergine d'oliva

½ cucchiaino di cumino

½ cucchiaino di coriandolo macinato

½ cucchiaino di garam masala

½ cucchiaino di pepe di Cayenna

Pepe nero

½ libbra di spinaci freschi, tritati grossolanamente

Metti tutti gli ingredienti in una pentola a cottura lenta tranne l'ultimo.

Completare con una manciata di spinaci e farcire la pentola a cottura lenta.

Se non riesci a inserirlo tutto in una volta, lascia cuocere prima la prima infornata e aggiungi altri spinaci.

Cuocere per 3 o 4 ore a fuoco medio finché le patate non diventano morbide.

Pastinaca e Rape Ungheresi

INGREDIENTI

½ libbra di rape, sbucciate e tagliate a pezzi da 1 pollice

½ libbra di carote, sbucciate e tagliate a pezzi da 1 pollice

½ libbra di pastinaca, sbucciata e tagliata a pezzi da 1 pollice

½ cipolla rossa, affettata sottilmente

tazza d'acqua

½ dado vegetale, sbriciolato

1 cucchiaio. olio extravergine d'oliva

½ cucchiaino di paprika in polvere

½ cucchiaino. peperoncino in polvere

Pepe nero

½ libbra di spinaci freschi, tritati grossolanamente

Metti tutti gli ingredienti in una pentola a cottura lenta tranne l'ultimo.

Completare con una manciata di spinaci e farcire la pentola a cottura lenta.

Se non riesci a inserirlo tutto in una volta, lascia cuocere prima la prima infornata e aggiungi altri spinaci.

Cuocere per 3 o 4 ore a fuoco medio finché le rape non diventano morbide.

Spinaci al forno semplici

INGREDIENTI

1 ½ libbre di broccoli, sbucciati e tagliati a pezzi da 1 pollice

½ cipolla rossa, affettata sottilmente

tazza di brodo vegetale

1 cucchiaio. olio extravergine d'oliva

½ cucchiaino di condimento italiano

½ cucchiaino di peperoncino piccante in polvere

Pepe nero

½ libbra di spinaci freschi, tritati grossolanamente

Metti tutti gli ingredienti in una pentola a cottura lenta tranne l'ultimo.

Completare con una manciata di spinaci e farcire la pentola a cottura lenta.

Se non riesci a inserirlo tutto in una volta, lascia cuocere prima la prima infornata e aggiungi altri spinaci.

Cuocere per 3 o 4 ore a fuoco medio finché i broccoli non diventano morbidi.

Spinaci e carote al forno del sud-est asiatico

INGREDIENTI

½ libbra di rape, sbucciate e tagliate a pezzi da 1 pollice

½ libbra di carote, sbucciate e tagliate a pezzi da 1 pollice

½ libbra di pastinaca, sbucciata e tagliata a pezzi da 1 pollice

½ cipolla rossa, affettata sottilmente

½ tazza di brodo vegetale

1 cucchiaio. olio extravergine d'oliva

½ cucchiaino di zenzero tritato

2 gambi di citronella

8 spicchi d'aglio, tritati

Pepe nero

½ libbra di spinaci freschi, tritati grossolanamente

Metti tutti gli ingredienti in una pentola a cottura lenta tranne l'ultimo.

Completare con una manciata di spinaci e farcire la pentola a cottura lenta.

Se non riesci a inserirlo tutto in una volta, lascia cuocere prima la prima infornata e aggiungi altri spinaci.

Cuocere per 3 o 4 ore a fuoco medio finché le rape non diventano morbide.

Cavolo cappuccio e cavoletti di Bruxelles arrosto

INGREDIENTI

1 ½ libbre di cavoletti di Bruxelles, sbucciati e tagliati a pezzi da 1 pollice

½ cipolla rossa, affettata sottilmente

tazza d'acqua

½ dado vegetale, sbriciolato

1 cucchiaio. olio extravergine d'oliva

½ cucchiaino di peperoncino piccante in polvere

Pepe nero

½ libbra di cavolo cappuccio, tagliato grossolanamente

Metti tutti gli ingredienti in una pentola a cottura lenta tranne l'ultimo.

Completare con una manciata di cavolo riccio e farcire con la pentola a cottura lenta.

Se non riesci a inserirlo tutto in una volta, lascia cuocere prima il primo lotto e aggiungi altro cavolo.

Cuocere per 3 ore a fuoco medio fino a quando i cavolini di Bruxelles diventano morbidi.

Spinaci al Curry e Patate

INGREDIENTI

1 ½ libbre di patate, sbucciate e tagliate a pezzi da 1 pollice

½ cipolla, affettata sottilmente

tazza d'acqua

½ dado vegetale, sbriciolato

1 cucchiaio. olio extravergine d'oliva

½ cucchiaino di cumino

½ cucchiaino di coriandolo macinato

½ cucchiaino di garam masala

½ cucchiaino di peperoncino piccante in polvere

Pepe nero

½ libbra di spinaci freschi, tritati grossolanamente

Metti tutti gli ingredienti in una pentola a cottura lenta tranne l'ultimo.

Completare con una manciata di spinaci e farcire la pentola a cottura lenta.

Se non riesci a inserirlo tutto in una volta, lascia cuocere prima la prima infornata e aggiungi altri spinaci.

Cuocere per 3 o 4 ore a fuoco medio finché le patate non diventano morbide.

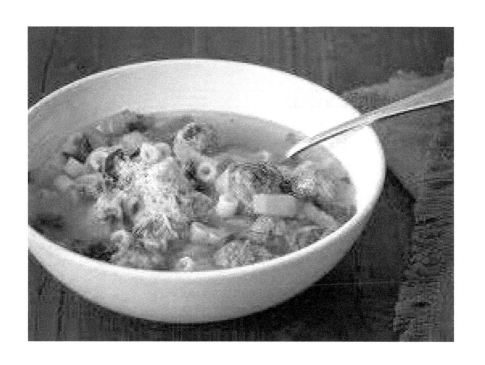

Patate dolci al curry e cavolo riccio

INGREDIENTI

1 ½ libbre di patate dolci, sbucciate e tagliate a pezzi da 1 pollice

½ cipolla, affettata sottilmente

tazza d'acqua

½ dado vegetale, sbriciolato

1 cucchiaio. olio extravergine d'oliva

½ cucchiaino di cumino

½ cucchiaino di coriandolo macinato

½ cucchiaino di garam masala

½ cucchiaino di peperoncino piccante in polvere

Pepe nero

½ libbra di cavolo cappuccio, tagliato grossolanamente

Metti tutti gli ingredienti in una pentola a cottura lenta tranne l'ultimo.

Completare con una manciata di cavolo riccio e farcire con la pentola a cottura lenta.

Se non riesci a inserirlo tutto in una volta, lascia cuocere prima il primo lotto e aggiungi altro cavolo.

Cuocere per 3 o 4 ore a fuoco medio fino a quando le patate dolci diventano morbide.

Jalapeno Crescione e Pastinaca

INGREDIENTI

1 ½ libbre di pastinache, sbucciate e tagliate a pezzi da 1 pollice

½ cipolla rossa, affettata sottilmente

tazza d'acqua

½ dado vegetale, sbriciolato

1 cucchiaio. olio extravergine d'oliva

½ cucchiaino di cumino

½ cucchiaino di peperoncino jalapeno, tritato

1 peperoncino ancho, tritato

Pepe nero

½ libbra di crescione, tritato grossolanamente

Metti tutti gli ingredienti in una pentola a cottura lenta tranne l'ultimo.

Completare con una manciata di spinaci e farcire la pentola a cottura lenta.

Se non riesci a inserirlo tutto in una volta, lascia cuocere prima la prima infornata e aggiungi altri spinaci.

Cuocere per 3 o 4 ore a fuoco medio fino a quando le pastinache diventano morbide.

Crescione e broccoli in salsa di peperoncino e aglio

INGREDIENTI

1 ½ libbre di carote, pelate e tagliate a pezzi da 1 pollice

½ libbra di broccoli, sbucciati e tagliati a pezzi da 1 pollice

½ cipolla, affettata sottilmente

tazza d'acqua

½ dado vegetale, sbriciolato

1 cucchiaio. olio di sesamo

½ cucchiaino di salsa di peperoncino all'aglio

½ cucchiaino. succo di lime

½ cucchiaino. cipolle verdi tritate

Pepe nero

½ libbra di crescione, tritato grossolanamente

Metti tutti gli ingredienti in una pentola a cottura lenta tranne l'ultimo.

Completare con una manciata di crescione e farcire la pentola a cottura lenta.

Se non riesci a inserirlo tutto in una volta, lascia cuocere prima la prima infornata e aggiungi altro crescione.

Cuocere per 3 o 4 ore a fuoco medio finché le carote non diventano morbide.

Bok Choy piccante e broccoli

INGREDIENTI

1 libbra di broccoli, sbucciati e tagliati a pezzi da 1 pollice

½ libbra di funghi champignon, affettati

½ cipolla, affettata sottilmente

tazza d'acqua

½ dado vegetale, sbriciolato

1 cucchiaio. olio di sesamo

½ cucchiaino di polvere di cinque spezie cinesi

½ cucchiaino di pepe di Sichuan in grani

½ cucchiaino di peperoncino piccante in polvere

Pepe nero

½ libbra di bok choy, tritato grossolanamente

Metti tutti gli ingredienti in una pentola a cottura lenta tranne l'ultimo.

Completare con una manciata di bok choy e farcire la pentola a cottura lenta.

Se non riesci a inserirlo tutto in una volta, lascia cuocere prima il primo lotto e aggiungi altro bok choy.

Cuocere per 3 o 4 ore a fuoco medio finché i broccoli non diventano morbidi.

Spinaci e Funghi Shitake

INGREDIENTI

1 ½ libbre di cavolfiore, sbucciato e tagliato a pezzi da 1 pollice

½ libbra di funghi shitake, affettati

½ cipolla rossa, affettata sottilmente

tazza di brodo vegetale

2 cucchiai. olio di semi di sesamo

½ cucchiaino di aceto

½ cucchiaino di aglio, tritato

Pepe nero

½ libbra di spinaci freschi, tritati grossolanamente

Metti tutti gli ingredienti in una pentola a cottura lenta tranne l'ultimo.

Completare con una manciata di spinaci e farcire la pentola a cottura lenta.

Se non riesci a inserirlo tutto in una volta, lascia cuocere prima la prima infornata e aggiungi altri spinaci.

Cuocere per 3 o 4 ore a fuoco medio finché il cavolfiore non diventa morbido.

Spinaci e Patate al Pesto

INGREDIENTI

1 ½ libbre di patate, sbucciate e tagliate a pezzi da 1 pollice

½ cipolla, affettata sottilmente

tazza di brodo vegetale

1 cucchiaio. olio extravergine d'oliva

2 cucchiai. Pesto alla genovese

Pepe nero

½ libbra di spinaci freschi, tritati grossolanamente

Metti tutti gli ingredienti in una pentola a cottura lenta tranne l'ultimo.

Completare con una manciata di spinaci e farcire la pentola a cottura lenta.

Se non riesci a inserirlo tutto in una volta, lascia cuocere prima la prima infornata e aggiungi altri spinaci.

Cuocere per 3 o 4 ore a fuoco medio finché le patate non diventano morbide.

Patate dolci al curry e cavolo verde

INGREDIENTI

1 ½ libbre di patate dolci, sbucciate e tagliate a pezzi da 1 pollice

½ cipolla, affettata sottilmente

tazza di brodo vegetale

1 cucchiaio. olio extravergine d'oliva

2 cucchiai. curry rosso in polvere

Pepe nero

½ libbra di cavolo cappuccio fresco, tritato grossolanamente

Metti tutti gli ingredienti in una pentola a cottura lenta tranne l'ultimo.

Completare con una manciata di cavolo cappuccio e farcire la pentola a cottura lenta.

Se non riesci a inserirlo tutto in una volta, lascia cuocere prima il primo lotto e aggiungi altri cavoli.

Cuocere per 3 o 4 ore a fuoco medio fino a quando le patate dolci diventano morbide.

Cime di Rapa e Rape al Pesto

INGREDIENTI

1 ½ libbre di rape, sbucciate e tagliate a pezzi da 1 pollice

½ cipolla, affettata sottilmente

tazza di brodo vegetale

1 cucchiaio. olio extravergine d'oliva

2 cucchiai. Pesto alla genovese

Pepe nero

½ libbra di cime di rapa fresche, tritate grossolanamente

Metti tutti gli ingredienti in una pentola a cottura lenta tranne l'ultimo.

Guarnire con una manciata di cime di rapa e farcire la pentola a cottura lenta.

Se non riesci a inserirlo tutto in una volta, lascia cuocere prima il primo lotto e aggiungi altre cime di rapa.

Cuocere per 3 o 4 ore a fuoco medio finché le rape non diventano morbide.

Bietola e Carote al Pesto

INGREDIENTI

1 ½ libbre di carote, pelate e tagliate a pezzi da 1 pollice

½ cipolla rossa, affettata sottilmente

tazza di brodo vegetale

2 cucchiai. olio extravergine d'oliva

3 cucchiai. Pesto alla genovese

Pepe nero

½ libbra di bietole fresche, tritate grossolanamente

Metti tutti gli ingredienti in una pentola a cottura lenta tranne l'ultimo.

Completare con una manciata di bietole e farcire la pentola a cottura lenta.

Se non riesci a inserirlo tutto in una volta, lascia cuocere prima il primo lotto e aggiungi altra bietola.

Cuocere per 3 o 4 ore a fuoco medio finché le carote non diventano morbide.

Bok Choy e carote in salsa di peperoncino e aglio

INGREDIENTI

1 ½ libbre di carote, pelate e tagliate a pezzi da 1 pollice

½ cipolla, affettata sottilmente

tazza di brodo vegetale

1 cucchiaio. olio di sesamo

4 spicchi d'aglio, tritati

2 cucchiai. salsa di peperoncino all'aglio

Pepe nero

½ libbra di Bok Choy fresco, tritato grossolanamente

Metti tutti gli ingredienti in una pentola a cottura lenta tranne l'ultimo.

Completare con una manciata di Bok Choy e farcire la pentola a cottura lenta.

Se non riesci a inserirlo tutto in una volta, lascia cuocere prima la prima infornata e aggiungi altro Bok Choy.

Cuocere per 3 o 4 ore a fuoco medio finché le carote non diventano morbide.

Cime di rapa e pastinache cotte a fuoco lento

INGREDIENTI

1 ½ libbre di pastinache, sbucciate e tagliate a pezzi da 1 pollice

½ cipolla, affettata sottilmente

tazza di brodo vegetale

1 cucchiaio. olio extravergine d'oliva

Pepe nero

½ libbra di cime di rapa fresche, tritate grossolanamente

Metti tutti gli ingredienti in una pentola a cottura lenta tranne l'ultimo.

Completare con una manciata di spinaci e farcire la pentola a cottura lenta.

Se non riesci a inserirlo tutto in una volta, lascia cuocere prima la prima infornata e aggiungi altri spinaci.

Cuocere per 3 o 4 ore a fuoco medio finché le patate non diventano morbide.

Cavolo cappuccio e broccoli cotti a fuoco lento

INGREDIENTI

1 ½ libbre di cimette di broccoli

½ cipolla, affettata sottilmente

tazza di brodo vegetale

1 cucchiaio. olio extravergine d'oliva

2 cucchiai. Pesto alla genovese

Pepe nero

½ libbra di cavolo cappuccio fresco, tritato grossolanamente

Metti tutti gli ingredienti in una pentola a cottura lenta tranne l'ultimo.

Completare con una manciata di cavolo riccio e farcire con la pentola a cottura lenta.

Se non riesci a inserirlo tutto in una volta, lascia cuocere prima il primo lotto e aggiungi altro cavolo.

Cuocere per 3 o 4 ore a fuoco medio finché le cimette di broccoli non diventano morbide.

Indivia e carote cotte al pesto

INGREDIENTI

1 ½ libbre di carote, pelate e tagliate a pezzi da 1 pollice

½ cipolla, affettata sottilmente

tazza di brodo vegetale

1 cucchiaio. olio extravergine d'oliva

2 cucchiai. Pesto alla genovese

Pepe nero

½ libbra di indivia fresca, tritata grossolanamente

Metti tutti gli ingredienti in una pentola a cottura lenta tranne l'ultimo.

Completare con una manciata di indivia e farcire la pentola a cottura lenta.

Se non riesci a inserirlo tutto in una volta, lascia cuocere prima la prima infornata e aggiungi altra indivia.

Cuocere per 3 o 4 ore a fuoco medio finché le carote non diventano morbide.

Lattuga romana e cavoletti di Bruxelles a cottura lenta

INGREDIENTI

1 ½ libbre di cavoletti di Bruxelles

½ cipolla, affettata sottilmente

tazza di brodo vegetale

1 cucchiaio. olio extravergine d'oliva

Pepe nero

½ libbra di lattuga romana fresca, tritata grossolanamente

Metti tutti gli ingredienti in una pentola a cottura lenta tranne l'ultimo.

Completare con manciate di lattuga e farcire la pentola a cottura lenta.

Se non riesci a inserirla tutta in una volta, lascia cuocere prima la prima infornata e aggiungi altra lattuga romana.

Cuocere per 3 ore a fuoco medio fino a quando i cavolini di Bruxelles diventano morbidi.

Indivia e patate a cottura lenta

INGREDIENTI

1 ½ libbre di patate, sbucciate e tagliate a pezzi da 1 pollice

½ cipolla, affettata sottilmente

tazza di brodo vegetale

1 cucchiaio. olio extravergine d'oliva

1 cucchiaino. condimento italiano

Pepe nero

½ libbra di indivia fresca, tritata grossolanamente

Metti tutti gli ingredienti in una pentola a cottura lenta tranne l'ultimo.

Completare con una manciata di spinaci e farcire la pentola a cottura lenta.

Se non riesci a inserirlo tutto in una volta, lascia cuocere prima la prima infornata e aggiungi altri spinaci.

Cuocere per 3 o 4 ore a fuoco medio finché le patate non diventano morbide.

Cime di rapa e rape cotte lentamente al burro vegano Vegan

INGREDIENTI

1 ½ libbre di rape, sbucciate e tagliate a pezzi da 1 pollice

½ cipolla, affettata sottilmente

tazza di brodo vegetale

4 cucchiai. burro vegano o margarina

2 cucchiai. succo di lime

3 spicchi d'aglio, tritati

Pepe nero

½ libbra di cime di rapa fresche, tritate grossolanamente

Metti tutti gli ingredienti in una pentola a cottura lenta tranne l'ultimo.

Guarnire con una manciata di cime di rapa e farcire con la slow cooker.

Se non riesci a inserirlo tutto in una volta, lascia cuocere prima la prima infornata e aggiungi altre cime di rapa.

Cuocere per 3 o 4 ore a fuoco medio finché le rape non diventano morbide.

Cavolo e pastinaca cotti a fuoco lento nel burro vegano

INGREDIENTI

1 ½ libbre di pastinache, sbucciate e tagliate a pezzi da 1 pollice

½ cipolla, affettata sottilmente

tazza di brodo vegetale

4 cucchiai. burro vegano fuso

2 cucchiai. succo di limone

Pepe nero

½ libbra di cavolo cappuccio fresco, tritato grossolanamente

Metti tutti gli ingredienti in una pentola a cottura lenta tranne l'ultimo.

Completare con una manciata di cavolo riccio e farcire con la pentola a cottura lenta.

Se non riesci a inserirlo tutto in una volta, lascia cuocere prima il primo lotto e aggiungi altro cavolo.

Cuocere per 3 o 4 ore a fuoco medio fino a quando le pastinache diventano morbide.

Spinaci e carote alla cinese cotti a fuoco lento

INGREDIENTI

1 ½ libbre di carote, pelate e tagliate a pezzi da 1 pollice

½ cipolla, affettata sottilmente

tazza di brodo vegetale

1 cucchiaio. olio di sesamo

2 cucchiai. salsa hoi sin

Pepe nero

½ libbra di spinaci freschi, tritati grossolanamente

Metti tutti gli ingredienti in una pentola a cottura lenta tranne l'ultimo.

Completare con una manciata di spinaci e farcire la pentola a cottura lenta.

Se non riesci a inserirlo tutto in una volta, lascia cuocere prima la prima infornata e aggiungi altri spinaci.

Cuocere per 3 o 4 ore a fuoco medio finché le carote non diventano morbide.

Bok Choy e carote a cottura lenta

INGREDIENTI

1 ½ libbre di carote, pelate e tagliate a pezzi da 1 pollice

½ cipolla, affettata sottilmente

tazza di brodo vegetale

1 cucchiaio. olio di sesamo

1 cucchiaio. olio di colza

2 cucchiai. salsa hoi sin

Pepe nero

½ libbra di Bok Choy fresco, tritato grossolanamente

Metti tutti gli ingredienti in una pentola a cottura lenta tranne l'ultimo.

Completare con una manciata di bok choy e farcire la pentola a cottura lenta.

Se non riesci a inserirlo tutto in una volta, lascia cuocere prima il primo lotto e aggiungi altro bok choy.

Cuocere per 3 o 4 ore a fuoco medio finché le carote non diventano morbide.

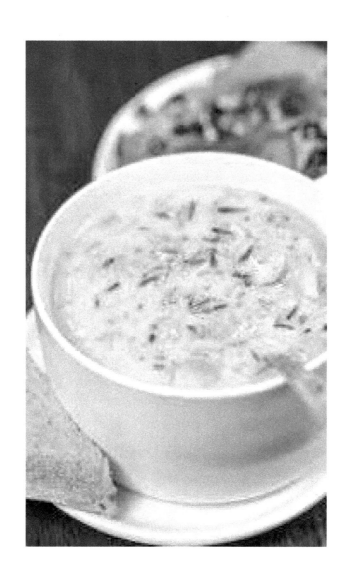

Micro verdure e patate a cottura lenta

INGREDIENTI

1 ½ libbre di patate, sbucciate e tagliate a pezzi da 1 pollice

½ cipolla, affettata sottilmente

tazza di brodo vegetale

2 cucchiai. olio extravergine d'oliva

1 cucchiaino. semi di annatto

1 cucchiaino. cumino

1 cucchiaino. succo di lime

Pepe nero

½ libbra di verdure Micro fresche, tritate grossolanamente

Metti tutti gli ingredienti in una pentola a cottura lenta tranne l'ultimo.

Completare con una manciata di micro verdure e farcire la pentola a cottura lenta.

Se non riesci a inserirlo tutto in una volta, lascia cuocere prima il primo lotto e aggiungi altri micro verdi.

Cuocere per 3 o 4 ore a fuoco medio finché le patate non diventano morbide.

Raschiare i lati e servire.

CPSIA information can be obtained
at www.ICGtesting.com
Printed in the USA
BVHW041505070422
633677BV00013B/499

9 781804 505298